想飛的毛毛蟲

幸好我們是一家人

孫中光 著

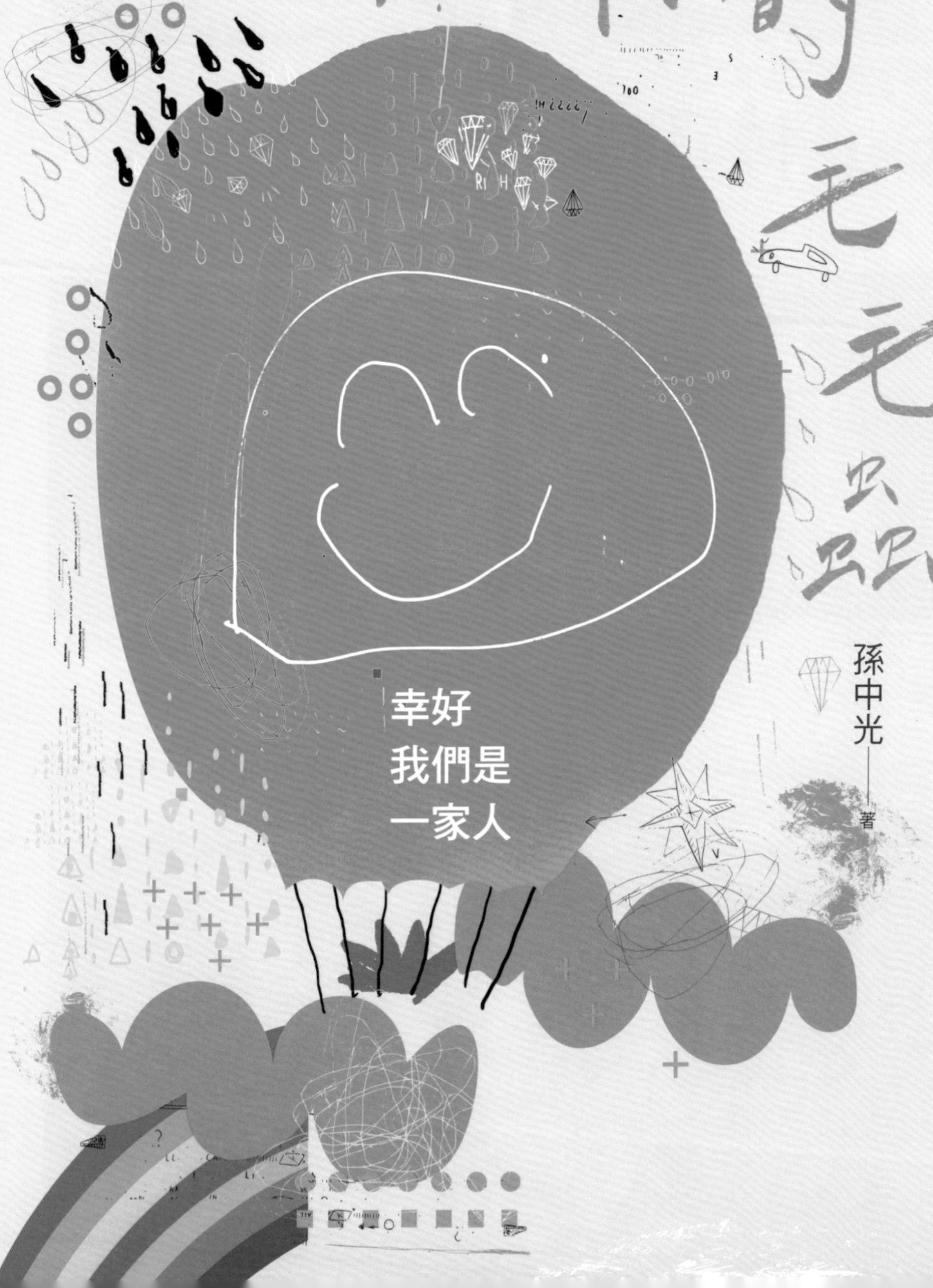

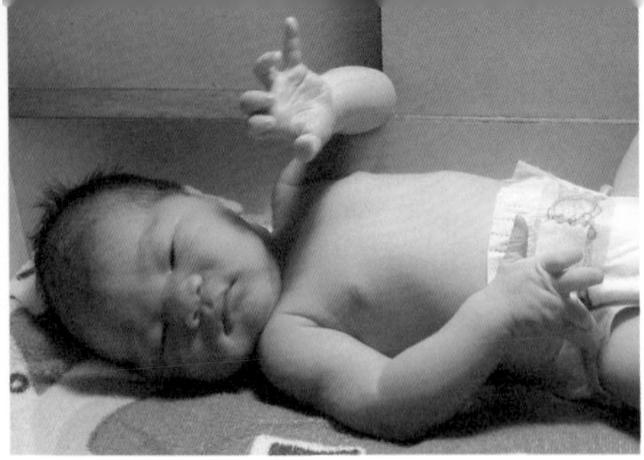

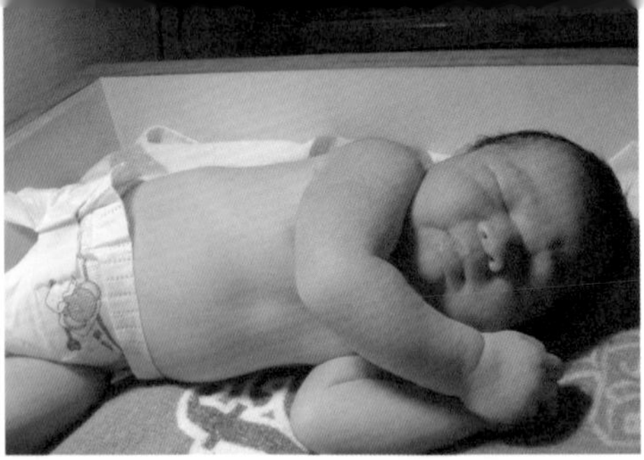

阿策剛出生時的照片。

阿湛剛出生時的照片。

天上掉落的星兒

2006-2009

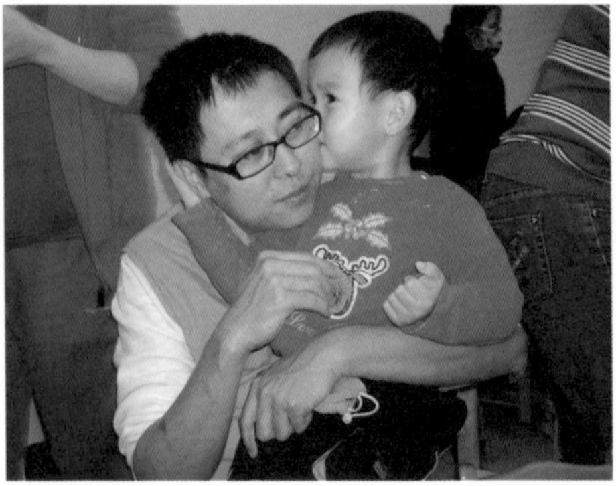

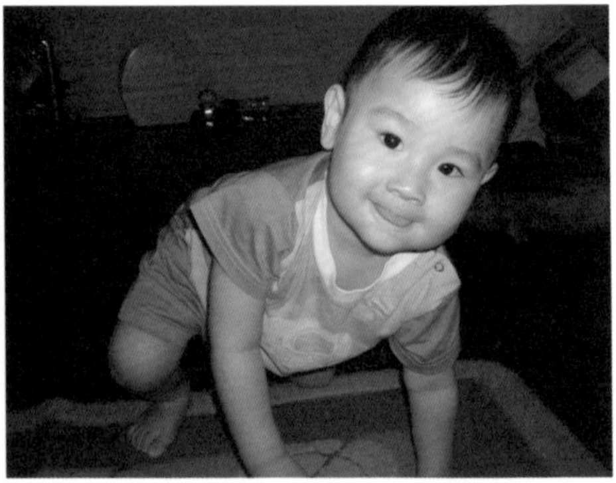

阿策兩歲十個月時在高雄長庚醫院日間住院萬聖節同樂會結束時，其他家長抓到這一刻的瞬間留下珍貴的記憶。

阿湛八個月大正在學習爬行階段。

保母幫忙拍的全家照。

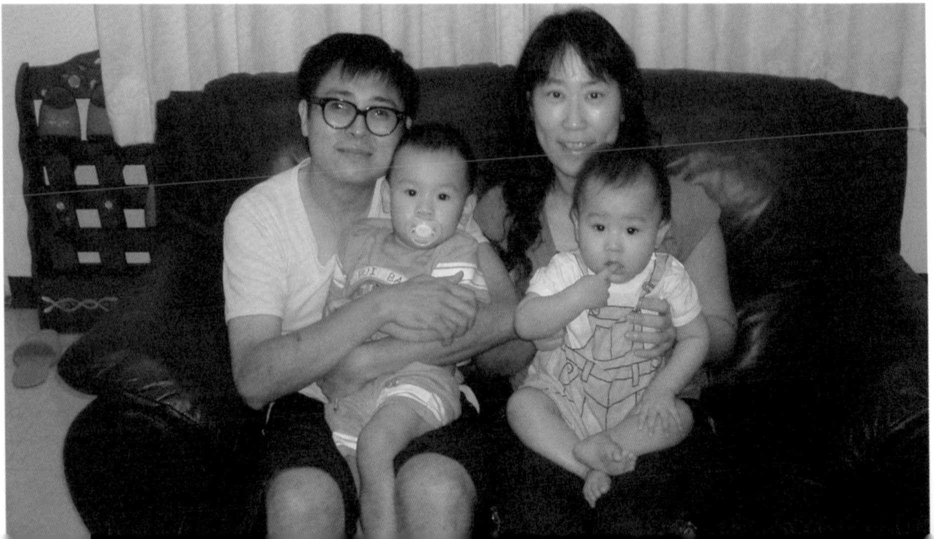

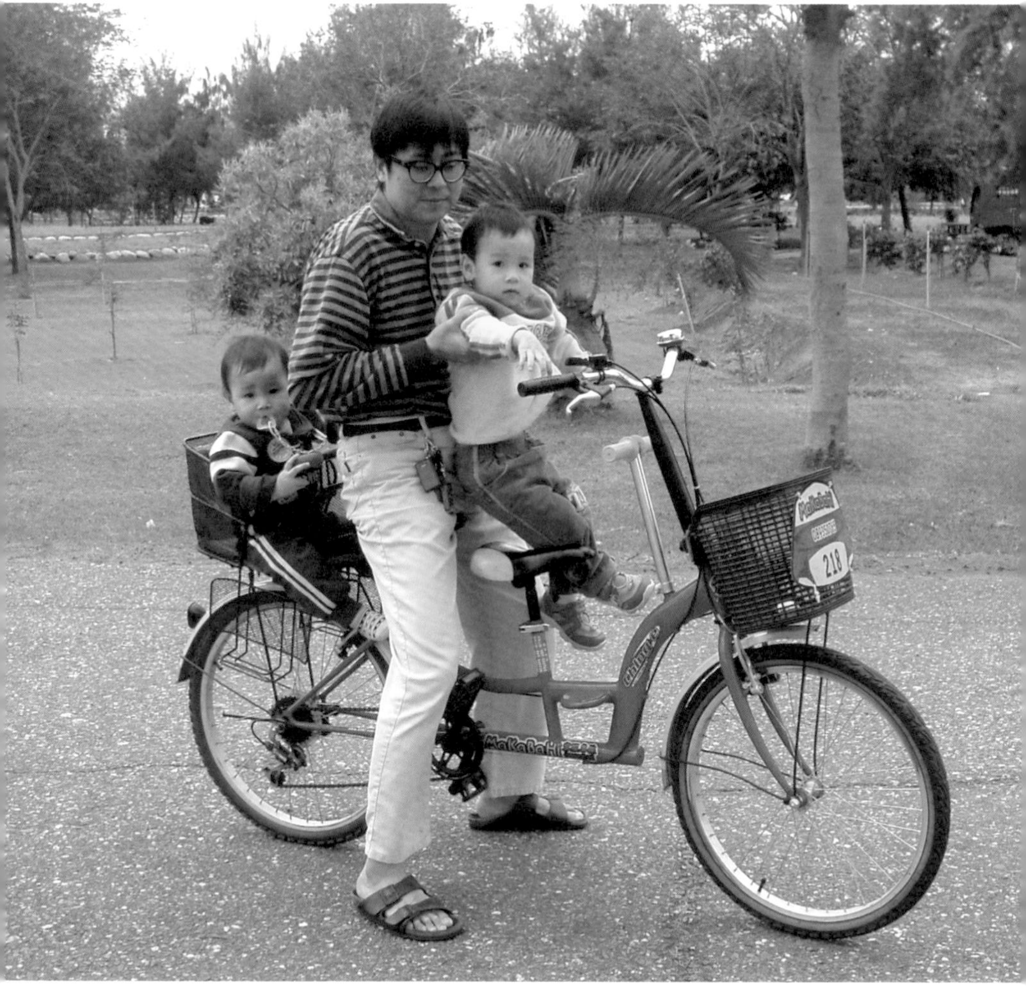

在臺東森林公園所拍攝，後面是原湛剛滿週歲，前座原策未滿兩歲半。

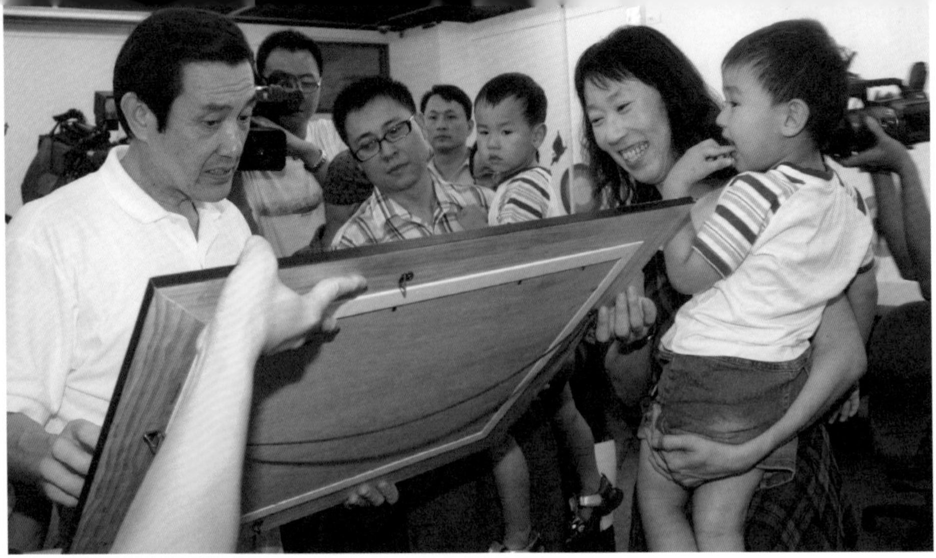

一閃一閃亮晶晶

2010

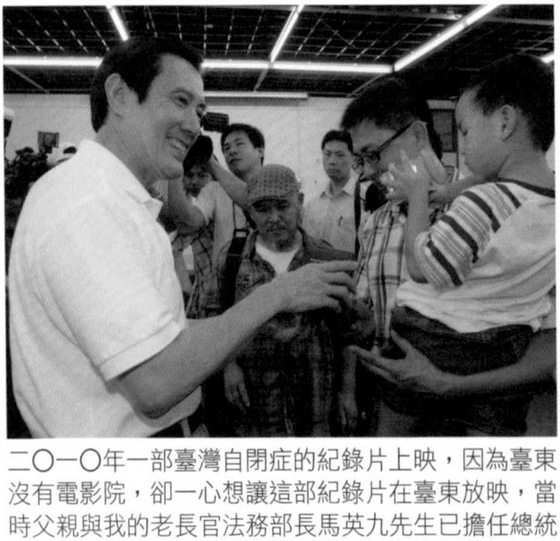

二〇一〇年一部臺灣自閉症的紀錄片上映，因為臺東沒有電影院，卻一心想讓這部紀錄片在臺東放映，當時父親與我的老長官法務部長馬英九先生已擔任總統了，或許他會幫忙促成此事，於是寫信至總統府請他幫忙，沒想到他兩週後真的來到臺東看阿策阿湛與我們話家常，並在臺東大學國際會議廳與一群家長一起看這部紀錄片。

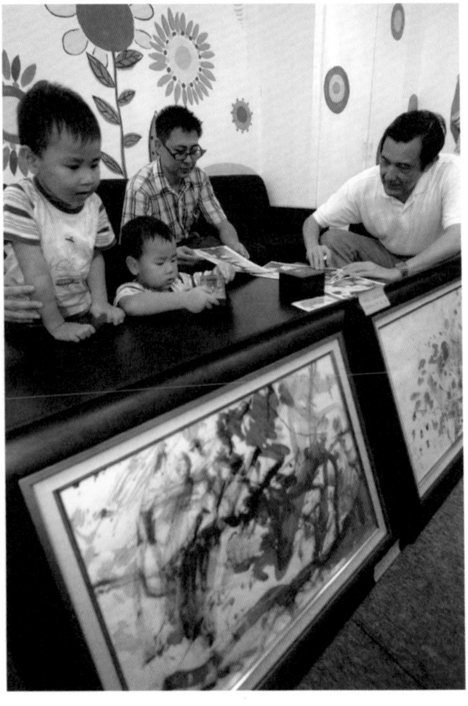

一封信《一閃一閃亮晶晶》真的來台東

總統陪看電影 自閉兒家長：像被雷打到

黃力勉、江慧真／台東報導

台東一位自閉症家屬，日前寫信向總統夫人周美青陳情表示，想觀賞由導演林正盛拍攝，關於四個自閉症家庭的紀錄片《一閃一閃亮晶晶》。馬英九總統四日特別南下參加台東首映會，寫信的孫爸爸說，「我真的有一種被雷打中的感覺，」不敢相信是真的。

來自台東的孫爸爸在信中寫著，家中二個孩子都被診斷有幼兒自閉症，希望馬英九促成台東播放該片，讓更多自閉兒家庭像他一樣，感受到支持鼓勵。

孫先生說，某一天，他得知有一部電影叫《一閃一閃亮晶晶》要上映，是描寫四個自閉症孩子成長歷程，他特地請假跑去高雄電影院看。他從電影中看到希望，疲憊的心情獲得鼓勵，「如果電影能在台東免費播映不知道多好？」他四處奔走尋求協助，沒有經費支援，只好硬著頭皮寫信給總統夫人，原本不抱什麼希望，未料，幾天後收到總統府回信，已轉交新聞局聯繫辦理。孫爸爸一度以為，總統太忙了，所以計畫停了。「當時雖然有點失望，誰叫我們住那麼偏遠，但至少證明，總統有心就好了。」隔天總統府來電，說已安排台東放映，馬英九還會親自來。

孫爸爸說，寫信給總統夫人，是希望能藉一同看電影的機會，鼓勵自閉兒父母，沒想到卻是總統親自到台東陪他們看電影，感覺「像被雷打到一樣，很驚訝、很感動」。他在信上告訴總統夫人，台東醫療資源缺乏，尤其是早期治療。以他為例，前段時間留職停薪，帶著兩個自閉症小孩到高雄就醫，現在每個星期也要到高雄回診一次。孫爸爸說著說著又紅了眼眶。

馬英九昨天下午與林正盛，共同出席《一閃一閃亮晶晶》台東首映會，並全程觀賞兩個多小時的電影，馬英九表示，「看了以後想流眼淚」，自閉兒確實需要的是家庭、父母、親友無時無刻的付出。

孫爸爸特別將孩子畫作裱框，以及馬總統當年擔任法務部長時巡視泰源監獄的三張放大照片贈送給馬總統，以表達謝意。

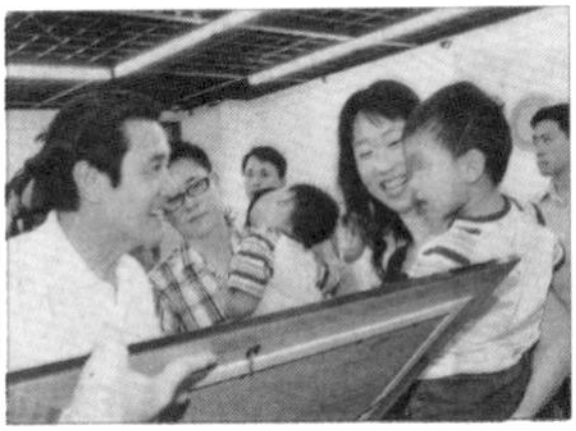

▲馬英九昨天到台東與孫姓民眾一家人相見歡，孫姓民眾還送上自己小孩畫的畫，供總統留念。 （黃力勉攝）

馬探望陳樹菊 菜買了2萬元

黃力勉／台東報導

馬英九總統四日南下台東，前往中央市場探望陳樹菊，並一口氣買了兩萬元的青菜，提供給台東市的馬蘭榮家加菜。馬英九表示，陳樹菊的行為典範，為台灣打出名聲外交，洗刷以往金援外交的醜名。

馬英九昨天一見到陳樹菊就親切握手寒暄，陳樹菊一直說不好意思，讓總統跑一趟，馬英九表示，他是再次來表達敬佩之意，並挑選蔬菜，送到馬蘭榮家加菜。馬英九昨天用台語向陳樹菊表示，前天的洛杉磯時報報導，陳樹菊的善行，為台灣做了一次名聲外交，洗刷以往金錢外交的醜名。

「陳樹菊、小胖林育群、海地馳援，都是台灣軟實力的展現。」馬英九說，這些為台灣名聲外交的典範，都讓台灣正面形象展露國際，政府兩年來也一再努力，其中光陳樹菊一個人，就扭轉許多台灣的負面形象。

馬英九昨天親自拿著籃子買菜，陳樹菊將當令新鮮的蔬菜，全都一把、一把的裝進總統的菜籃中，還送了許多蔥、薑等，全都三把五十元。

陳樹菊說，馬總統一口氣買兩萬元的青菜，是她賣菜近五十年最大的客戶，兩萬元可以買一「拖拉庫」了。

中國時報報導。

《蘋果》潛望鏡專版，每周一推出 希望探索社會底層、挖掘問題

A12 潛望鏡 二〇一〇年七月十二日 星期一 農曆庚寅年六月初一日 蘋果日報

「什麼都可以等，孩子的成長不能等；什麼都可以省，教育的錢不能省。」這句話，對生養兩名「自閉症」兒子的孫中光夫妻來說，感受格外深刻。

自閉症早療 後山乏資源

亟需兒童心理師 家長：孩子成長不能等

現年45歲的孫中光，老家在高雄大寮，因工作及結婚在台東定居。4年前生下大兒子原策，一開始只發現孩子很乖，打預防針等都不會哭；但到一歲半仍不會走路、也不會說話，在當地就醫診斷可能發展遲緩，轉介到復健科，進行物理與職能治療；半年多過去，孩子的發展仍沒多大進展，爸媽開始責怪他們夫妻，沒有好好帶孩子。

孫中光輾轉打聽，得知高雄長庚醫院有兒童心智科，且口碑很好，他去年中帶原策去就醫，確診是自閉症，「怎麼會是我？我的孩子怎麼會是自閉症？」雖然他心中早懷疑孩子是自閉症，但從醫師口中聽到，仍是很大打擊，典型自閉症孩子特徵是：不理人、沒反應、行為一成不變。

主治醫師考慮孫家從台東到高雄治療，路途漫長且辛苦，當下就在診間拿起電話，查詢台東哪家醫院有兒童心智科、可提供較完整的早期療育，可惜答案是沒有。

邊哄邊哭 帶兒高雄求診

眼見原策一天天長大，心智狀況卻未進步，孫中光決定留職停薪，帶原策到高雄長庚進行日間住院治療，太太則留在台東照顧小兒子兼顧家計，他每周日帶原策去高雄、周五再回台東。第一個周日從台東出發時，太太哭、小兒子也哭，「我也忍不住地邊哄邊哭。」

從台東孫家出發，取道南迴到高雄這段約200公里的路途，孫中光只花一個半小時就開到，因為他心急，自責孩子若生在西部家庭，就不必這麼辛苦了，但辛苦的代價是值得的，第3周療程結束回到台東，「媽媽，我回來了！」3歲1個月大的原策，第一次叫「媽媽」，夫妻感動到都哭了，他們的小兒子今年2月也確診是自閉症。

孫家的兩個孩子，現在平時在台東做語言、職能治療，但因當地沒有兒童心理師，孫中光夫妻仍每月定時帶這對小兄弟，翻山越嶺到高雄長庚，由兒童心理師陪同觀察孩子的狀況，與他們溝通並建議應如何與孩子應對、幫助孩子成長發育。

「台東、花蓮地區需要早療的孩子約有1300個，但語言治療師和心理師人數，十根手指頭就數完，更何況是兒童心理師？中華民國發展遲緩兒童早期療育協會祕書長林美瑗說，很多家長不平，「我們的健保費並沒有少繳，為何我們就必須接受比西部差的醫療服務？」

盼望關懷 上書總統夫人

孫中光寫信給總統夫人周美青，以台東沒有電影院可放映自閉兒紀錄片《一閃一閃亮晶晶》，希望幫忙讓當地民眾認識自閉症，增加台東的早療資源。電影上周日放映了，但政府當天的定論竟是「將在台東興建電影院。」孫中光與花東地區的發展遲緩兒父母，希望政府能投注更多的早療資源給這些後山孩子。 ■記者章倩萍

自閉症 小檔案

- 名稱 「肯納症」(Kanner's Syndrome)，俗稱「自閉症」。美國醫師肯納（Leo Kanner）於1943年發現自閉症（Autism）族群，又稱肯納症。
- 定義 不明原因腦傷導致的廣泛性發展障礙，造成認知、語言、知覺等學習困難，退縮到自己的幻想世界裡，無法建立人際關係。
- 發病 發病年齡在30個月大以前，且多在嬰幼兒時期出現特殊症狀，就可以被發現。
- 盛行率 萬分之5~10，男女患者比例約5:1
- 行為特徵 從小就有語言理解和表達困難、難與身旁的人建立情感、一成不變難以更改的行為等。
- 病因 遺傳、懷孕病毒感染、新陳代謝疾病、腦傷。
- 危險因子 臀位產、羊水中含胎便、出生體重較低、血膽紅素升高、呼吸窘迫症候群、溶血性疾病。

資料來源：自閉症基金會、《蘋果》資料室

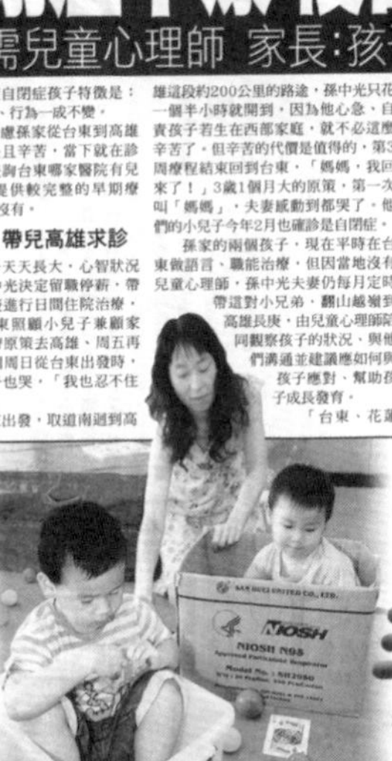

早期療育 通報統計

男性	年度	女性	總計
8825	2003	4406	13231
7869	2004	3909	11778
8174	2005	4002	12176
8536	2006	4152	12688
9570	2007	4680	14250
10110	2008	4923	15033
10856	2009	5311	16167
2255	2010	1010	3265

註：2010年僅統計1~3月 單位：人

資料來源：內政部

◀弟弟原湛(右)見哥哥坐在收納箱內，也坐進紙箱玩耍，媽媽在旁照料。 林聰勝攝

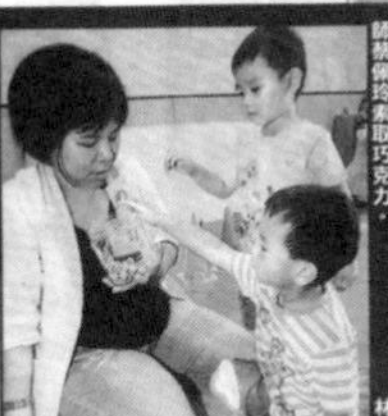

■治療告一段落，原策與原湛兩兄弟，伸手向心理師蔡佩玲索取巧克力。 林聰勝攝

耐心加愛心 家人是最大後盾

孩子，你慢慢來！

生養孩子是一條辛苦漫長的路，如果孩子有自閉症，父母的辛苦，不只是加倍而已，還得有超凡的耐心與愛心。

臨床心理師蔡佩玲說，當自閉症的孩子給你東西時，你不能拒絕，「因為這樣的孩子不知道被拒絕時，應該怎麼辦。」早期療育就是要幫助這些孩子，建立行為、紓解他們的情緒，而且他們格外需要團體治療，增加人際互動的刺激與行為類化。

女立委陳瑩是過來人

出身台東的女立委陳瑩，有個類似狀況的孩子，她坦言：「我比較幸運，有能力帶孩子到早期療育以及特殊教育資源最豐富的台北市治療並接受教育。」孩子目前在高雄由家人幫忙照料，儘管目前狀況已經發展得相當不錯，但仍不免會有情緒失控的時候，幸好有家人的支持與幫忙。

家人的支持，真的很重要，孫中光說，他的父母因為孫子發展遲緩，一度很不諒解他們夫妻，甚至有親友以異樣眼光看待他們，他後來利用孩子到高雄長庚醫院日間住院治療機會，帶爸媽到醫院看孫子與同儕接受治療的狀況，了解孫子得到自閉症，不是任何人的錯，進而成為他們夫妻的幫手與支持力量。 ■記者章倩萍

蘋果日報報導，在高雄長庚醫院實地採訪，報紙右方是蔡佩玲心理師與孩子互動情形。

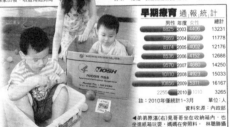

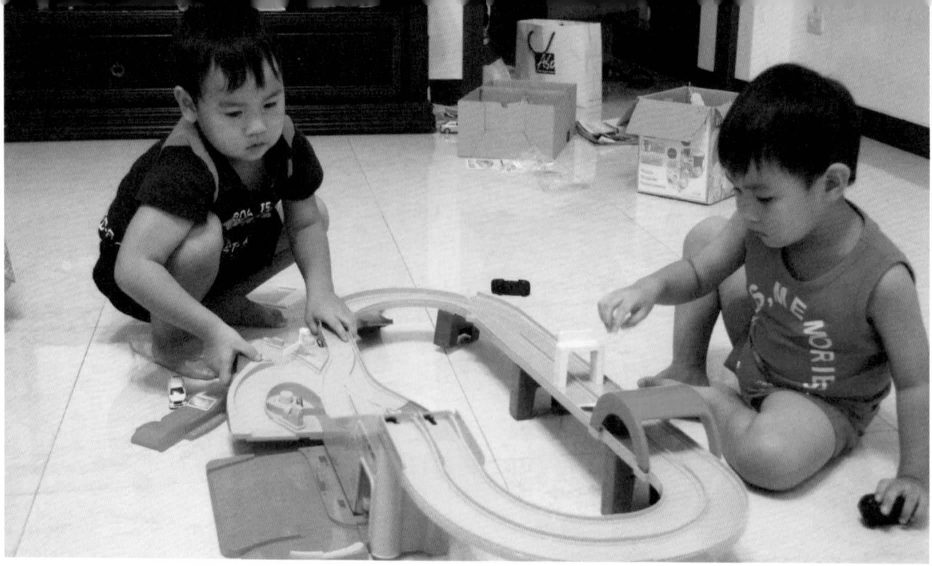

兩兄弟在家時最喜歡玩軌道拼湊的玩具，根本不需要大人幫忙他們自己就能組成了。

小男孩會長大

2010

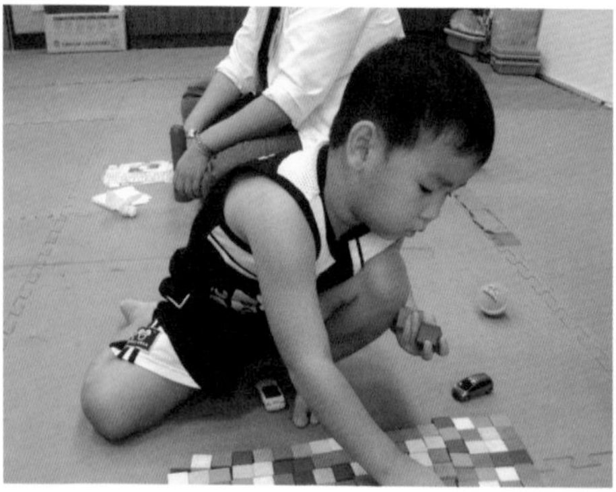

阿策在高雄長庚心理師治療室，正試著完成蔡佩玲心理師交代他的任務。

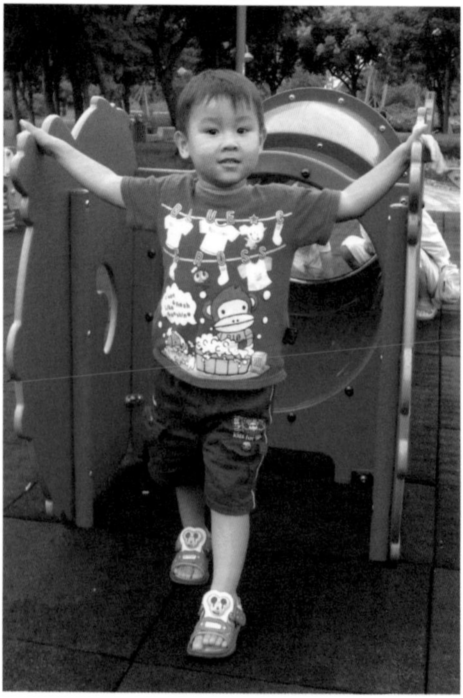

阿湛兩歲多在史前博物館留影，當時我們利用這些玩具進行感覺統合的訓練。

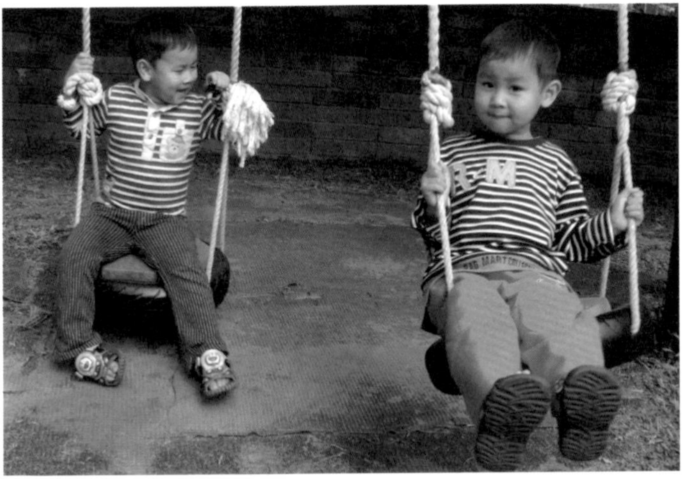

阿策與小班的阿湛在他們成長的康橋幼稚園內盪鞦韆。

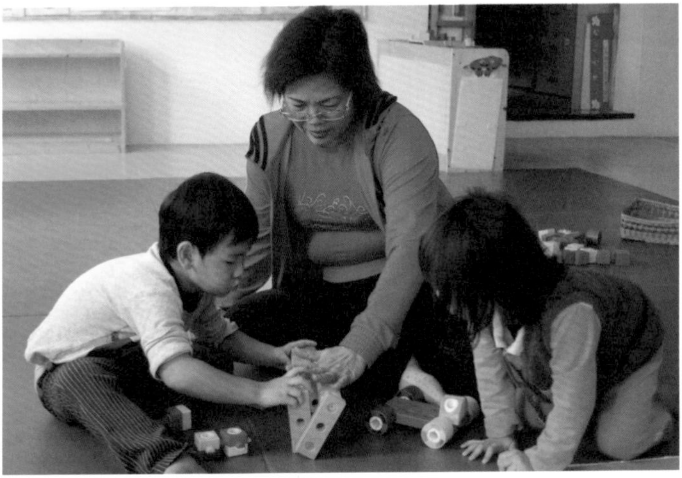

呂秀蘭園長與她孫女一起陪伴著阿策。

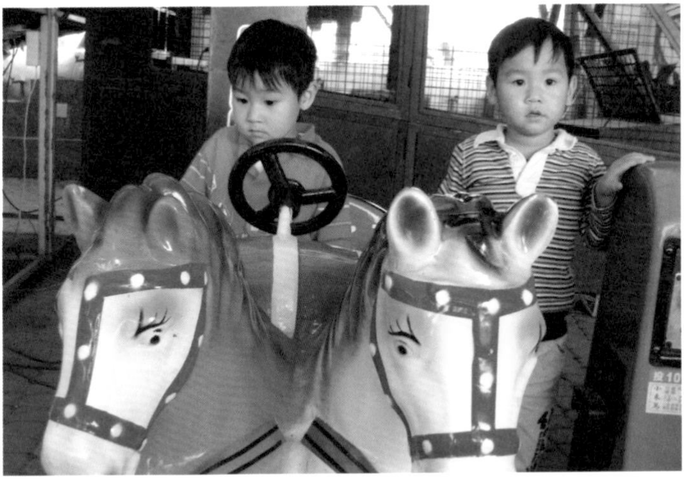

去臺南頑皮世界遊玩時留影。

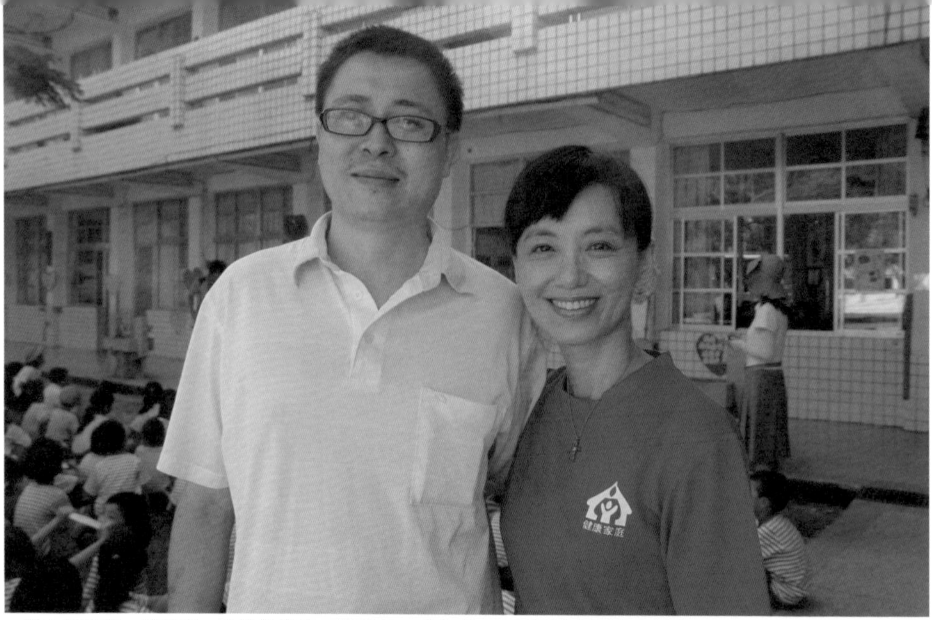

一路上陪伴我、幫助我，也是像姊姊一樣嘮叨，戒菸前只要看到我就抓著我禱告，不斷提醒我要戒菸的小燕姐（陳怜燕女士），也是我最感激的人之一。

想給他們的是快樂

2012-2015

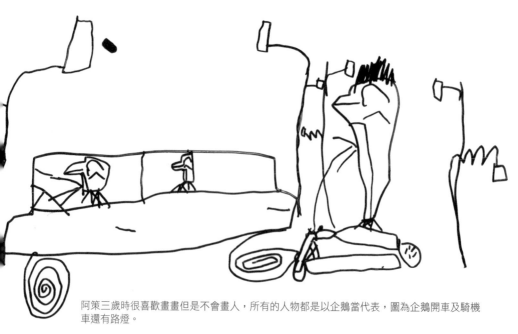

阿策三歲時很喜歡畫畫但是不會畫人，所有的人物都是以企鵝當代表，圖為企鵝開車及騎機車還有路燈。

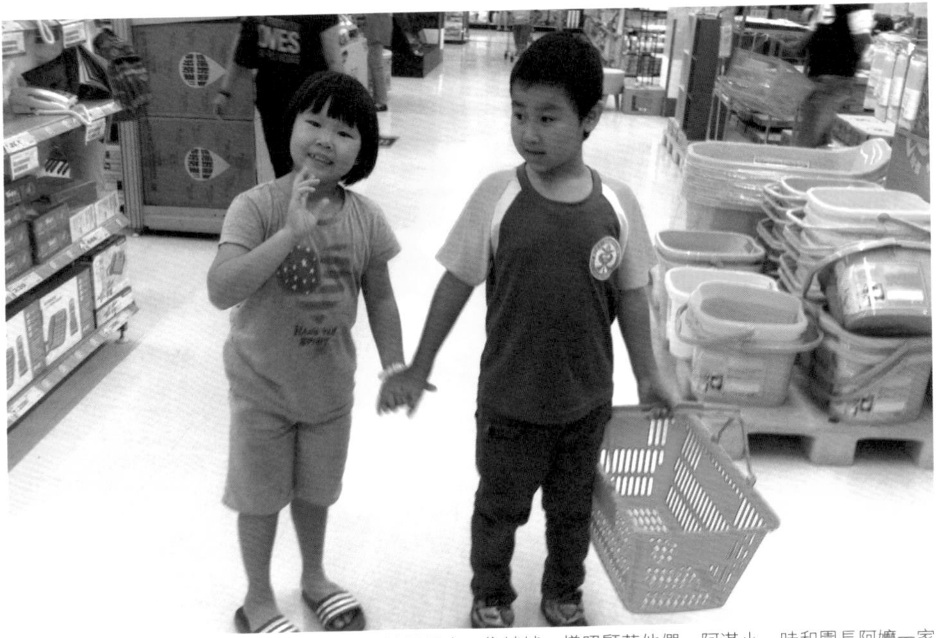

園長阿嬤的孫女與他們年齡相當，一路陪伴他們長大，像姊姊一樣照顧著他們，阿湛小一時和園長阿嬤一家一起去逛賣場，鎧蔚怕阿湛走失一路牽著他走。

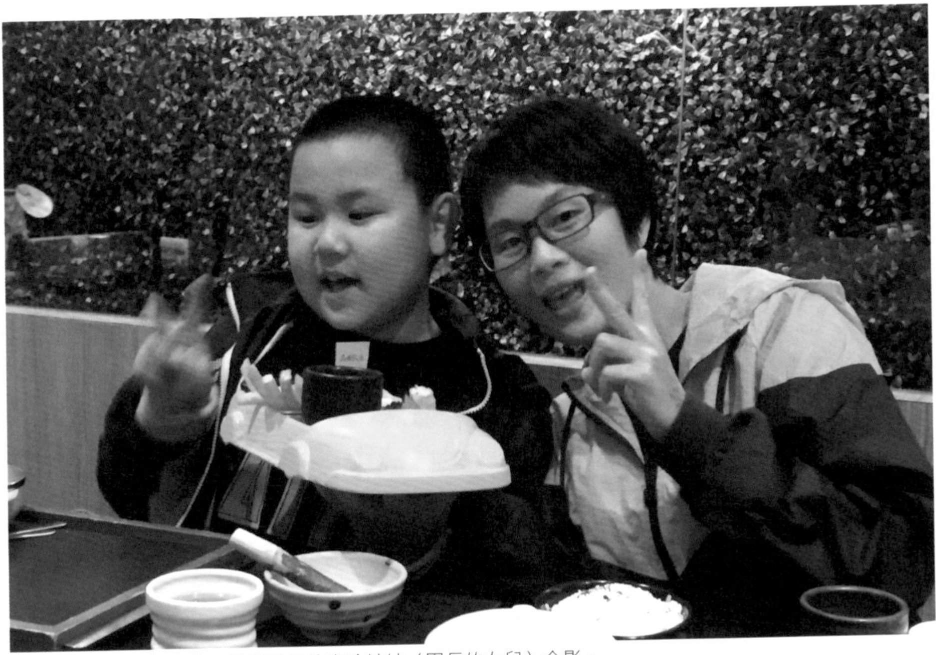

阿策與一路帶他們長大，教導他們的璨瑜姑姑（園長的女兒）合影。

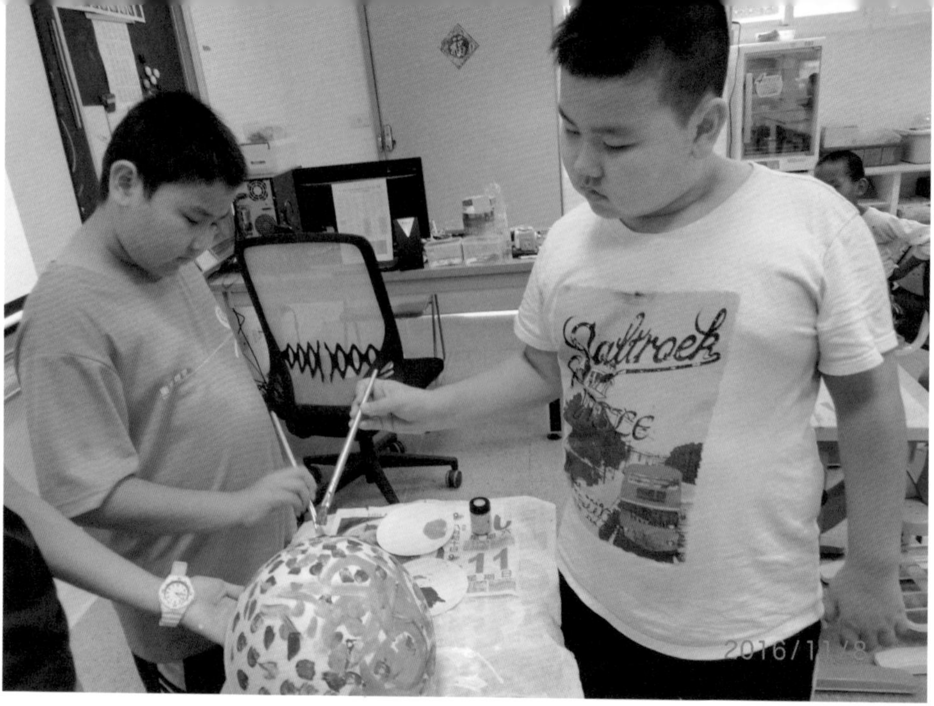

兄弟倆在高年級時一起在學校創作。

為夢想努力

2016

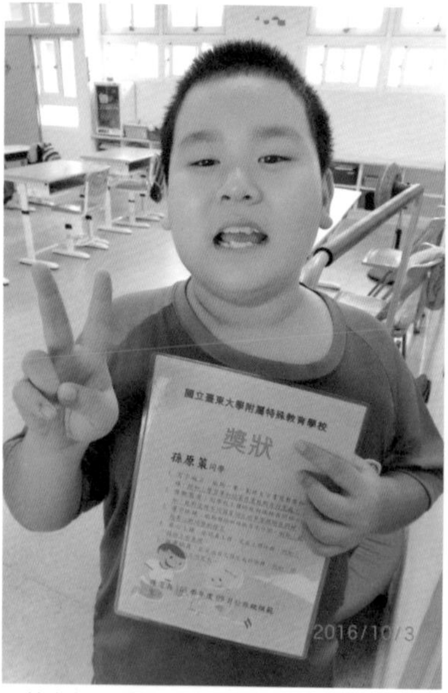

阿策在校得獎時高興的樣子。

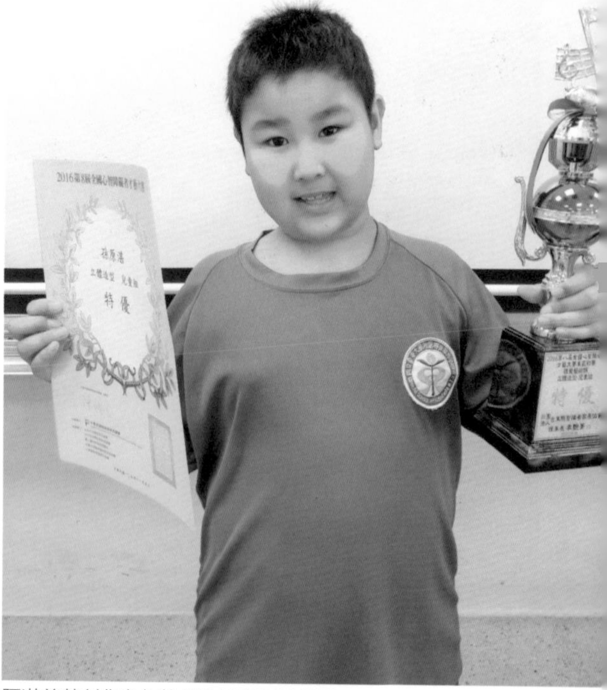

阿湛美勞創作參加校外比賽得到特優獎。

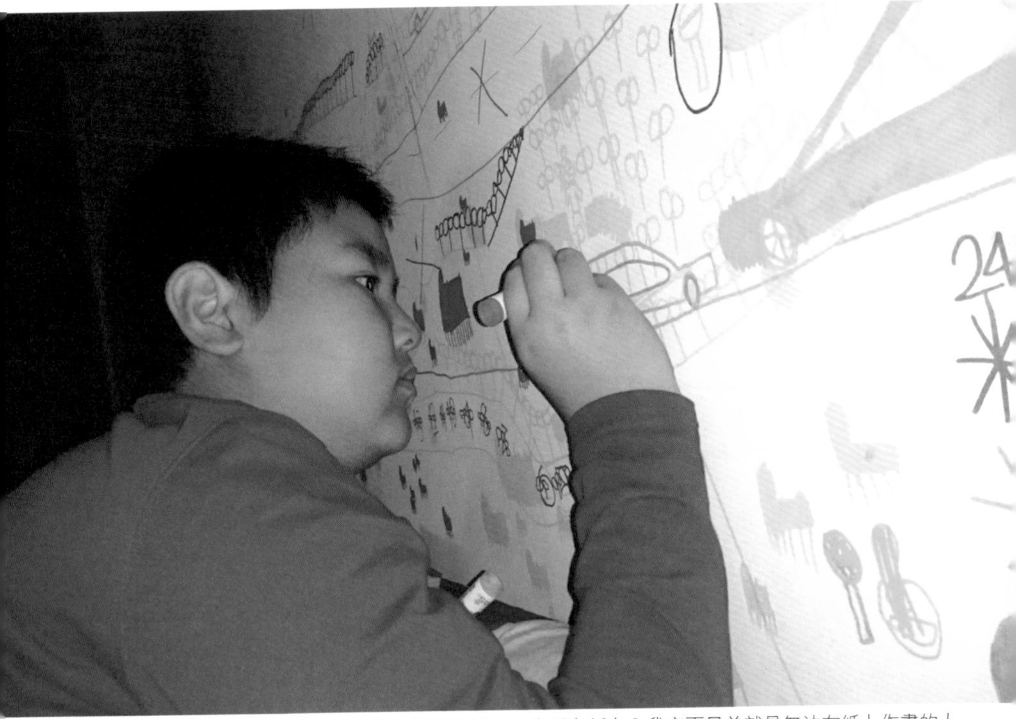

誰規定畫畫一定要在紙上？我家兩兄弟就是無法在紙上作畫的人。

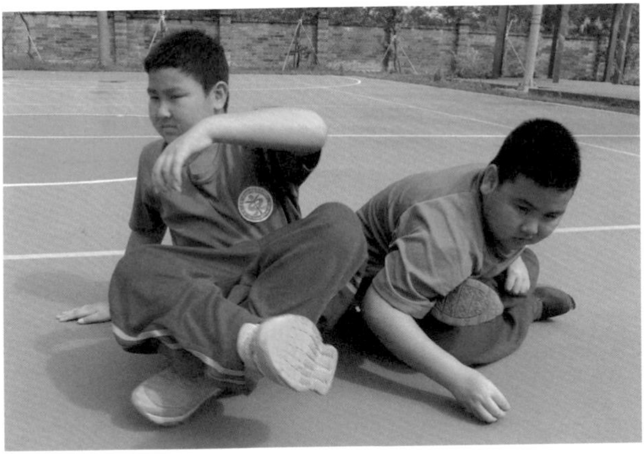

兩兄弟中年級時是同班同學，國立臺東大學附屬特殊教育學校國小部只有高、中、低三個班，所以他們國小當同班同學三次。

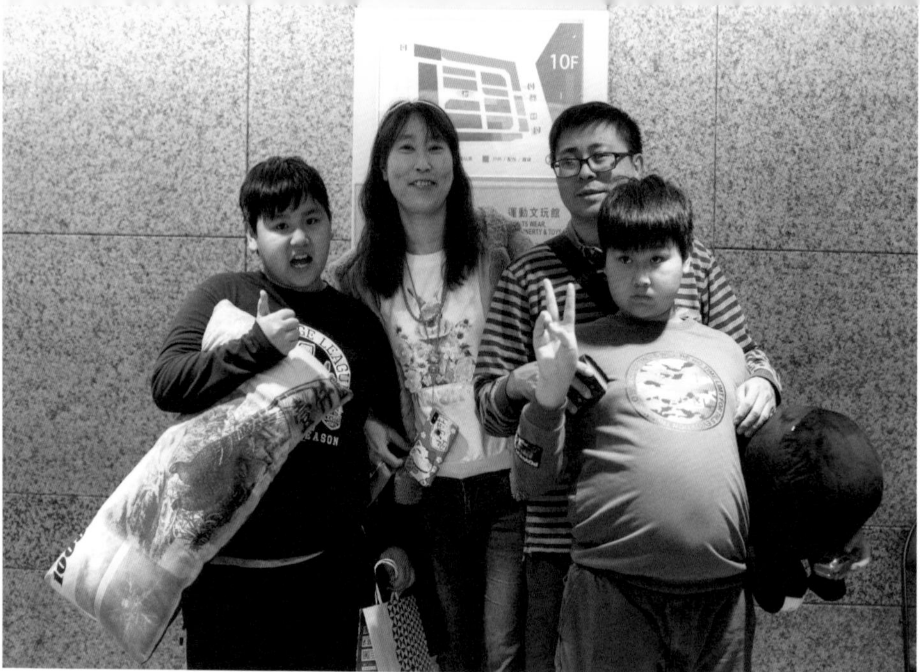

旅法攝影家黃迦離臺當天我們特別去臺北道別，黃迦幫我們留下這張照片後就回法國了。

我該對我的玫瑰負責

2019

再大的紙也不夠阿策作畫，地板是他最喜歡的畫紙，盡情地畫、盡情地釋放情緒。

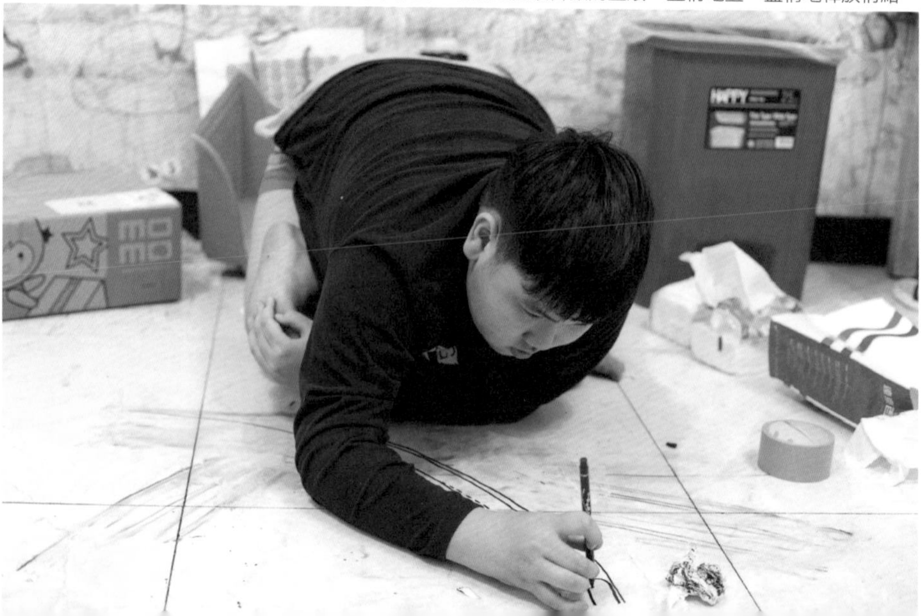

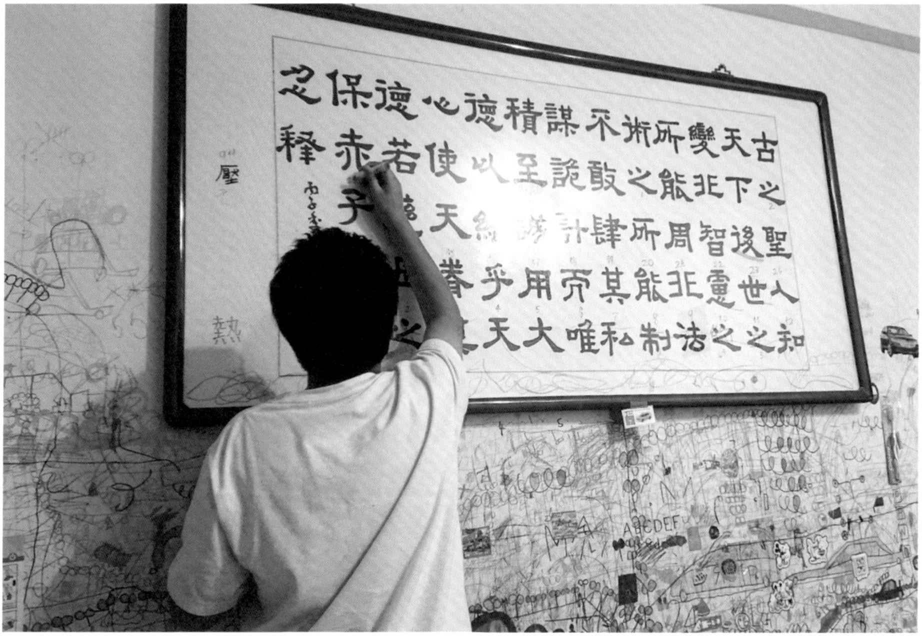

在家中無處不畫，為了畫畫爬高爬低。

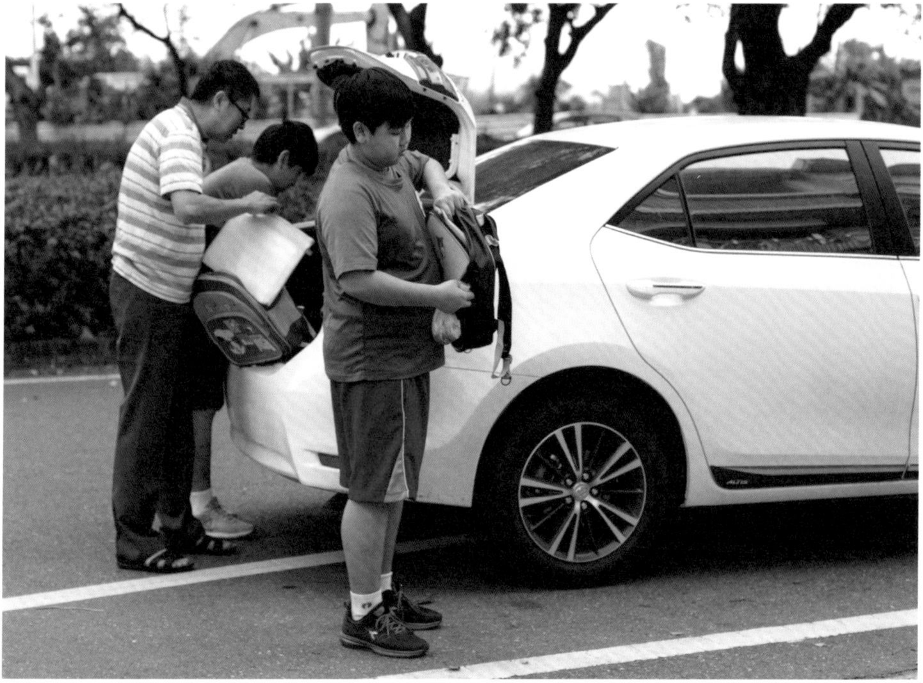

每天早上七點十分前一定要送他們到機場前等校車。

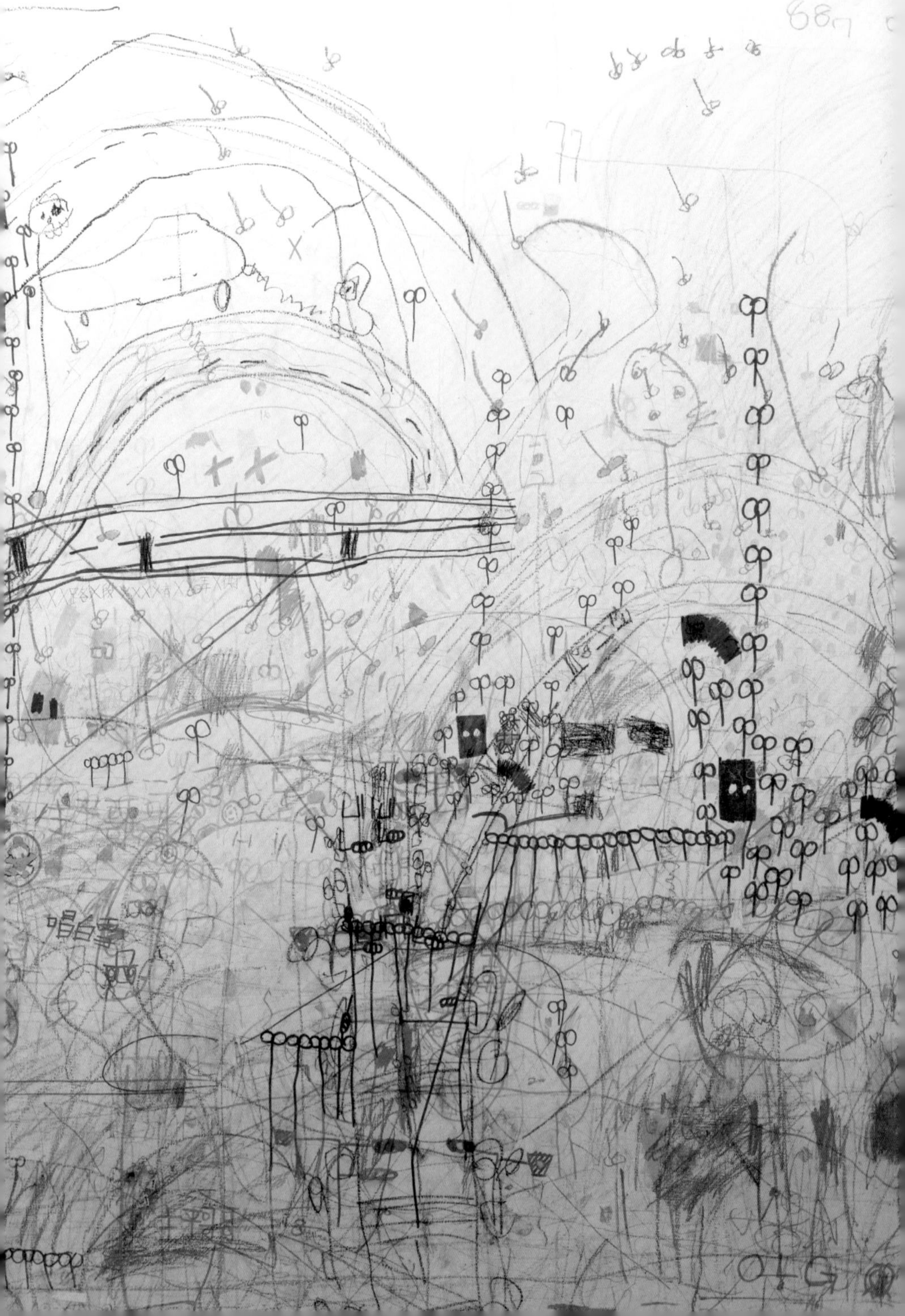

我家所有牆壁上的畫是他們十幾年下來的心血，旅法攝影師黃迦，在看到媒體報導後竟然驚為天人透過臉書特地與我聯絡，並且專程飛回臺灣，還不辭路途遙遠輾轉來到臺東，還租屋住在臺東半年，後來將這些牆面上的畫拍下來，並獲得到法國參加「國際亞爾攝影節」展出的機會，沒想到展後，她的展間吸引眾多人駐足觀看。

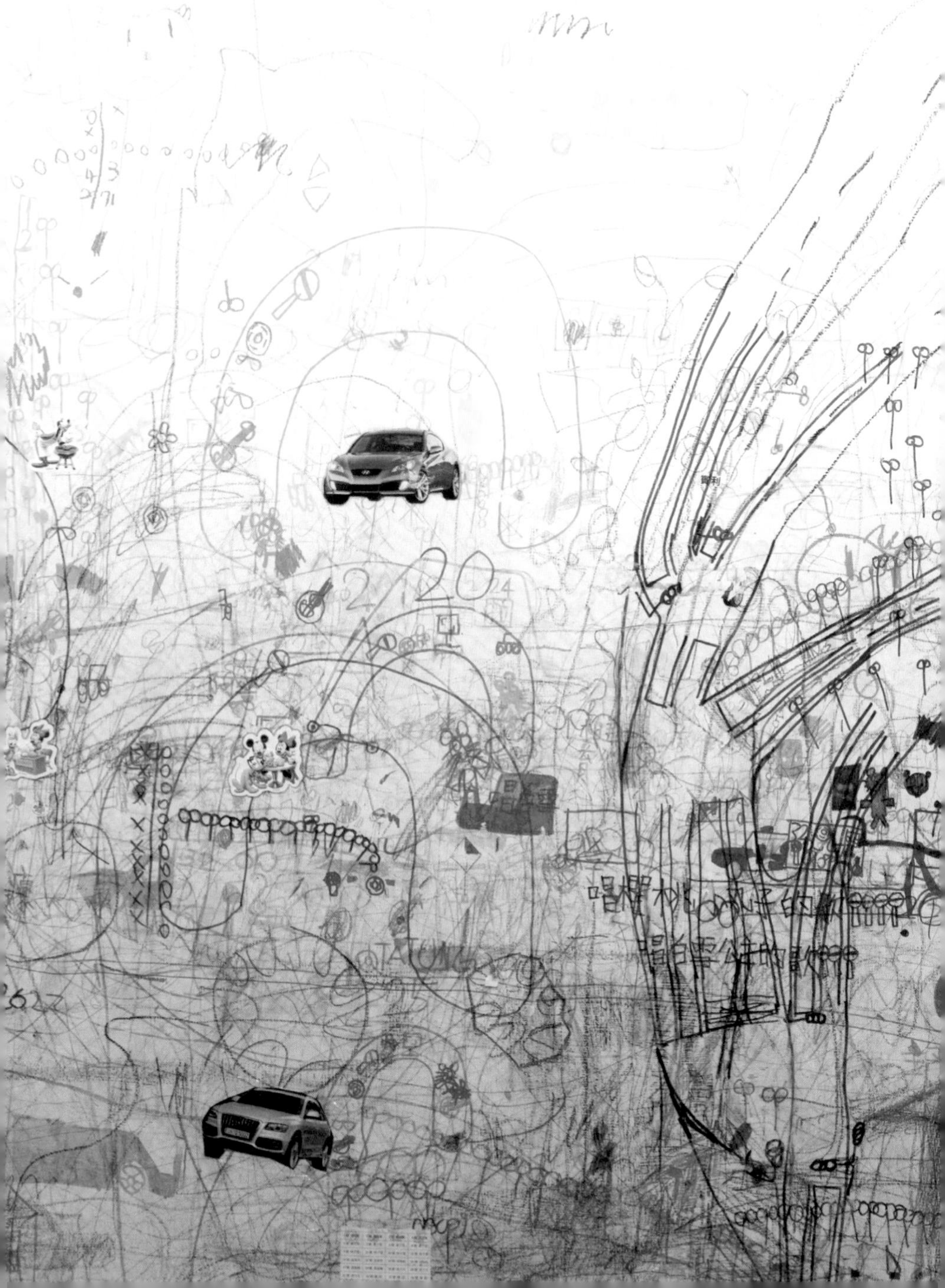

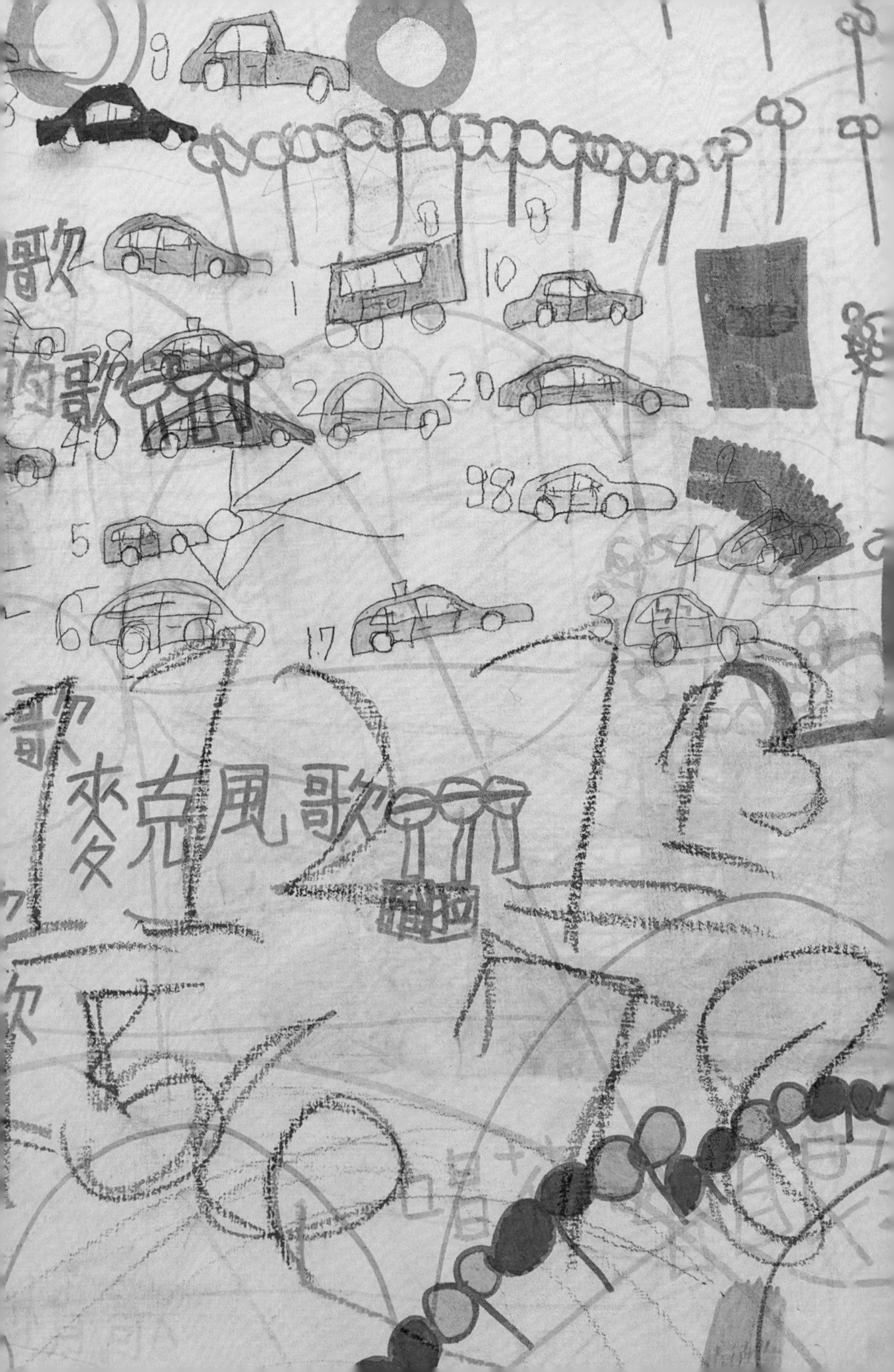
歌
歌
麥克風歌

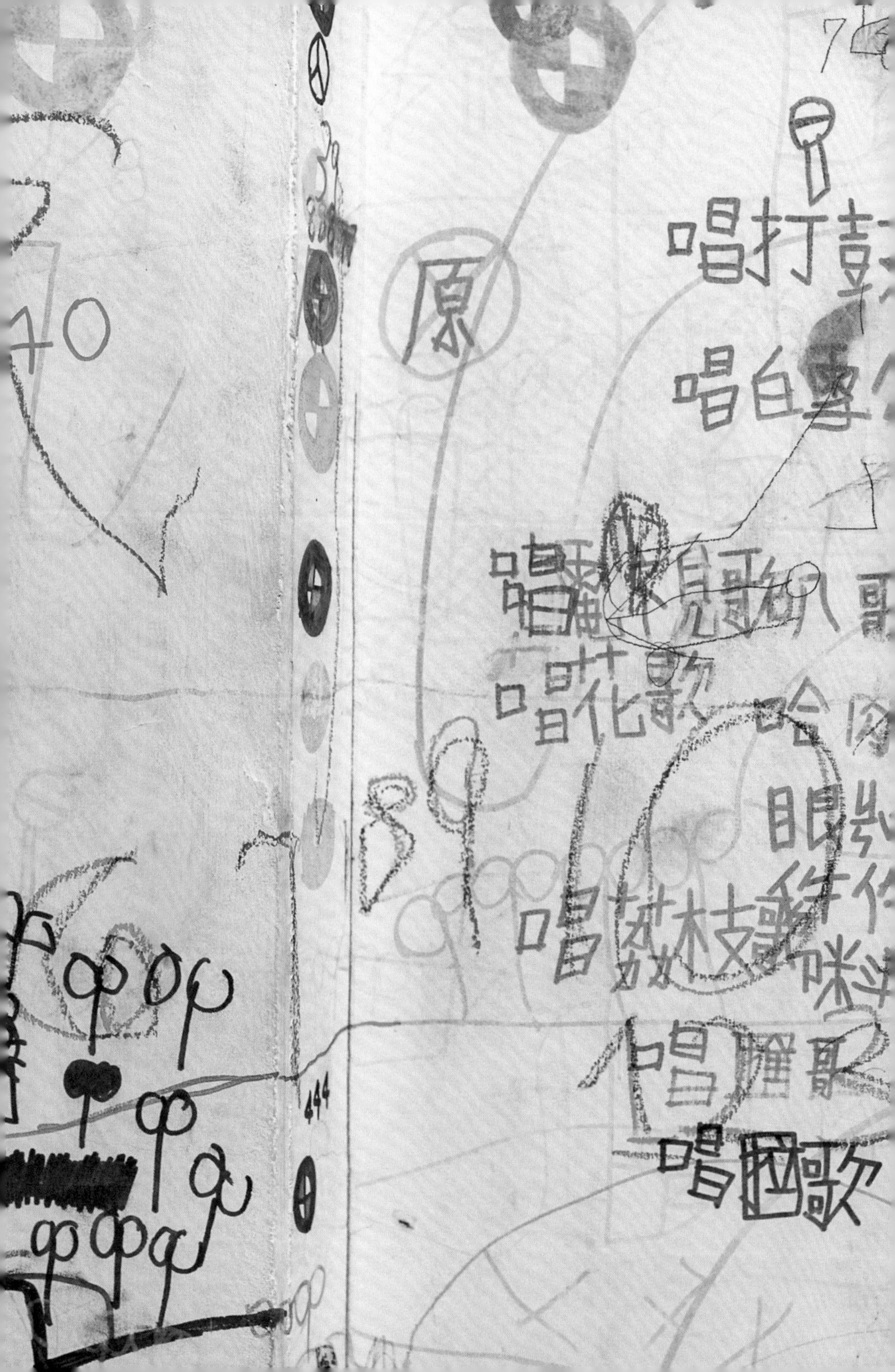
原
70

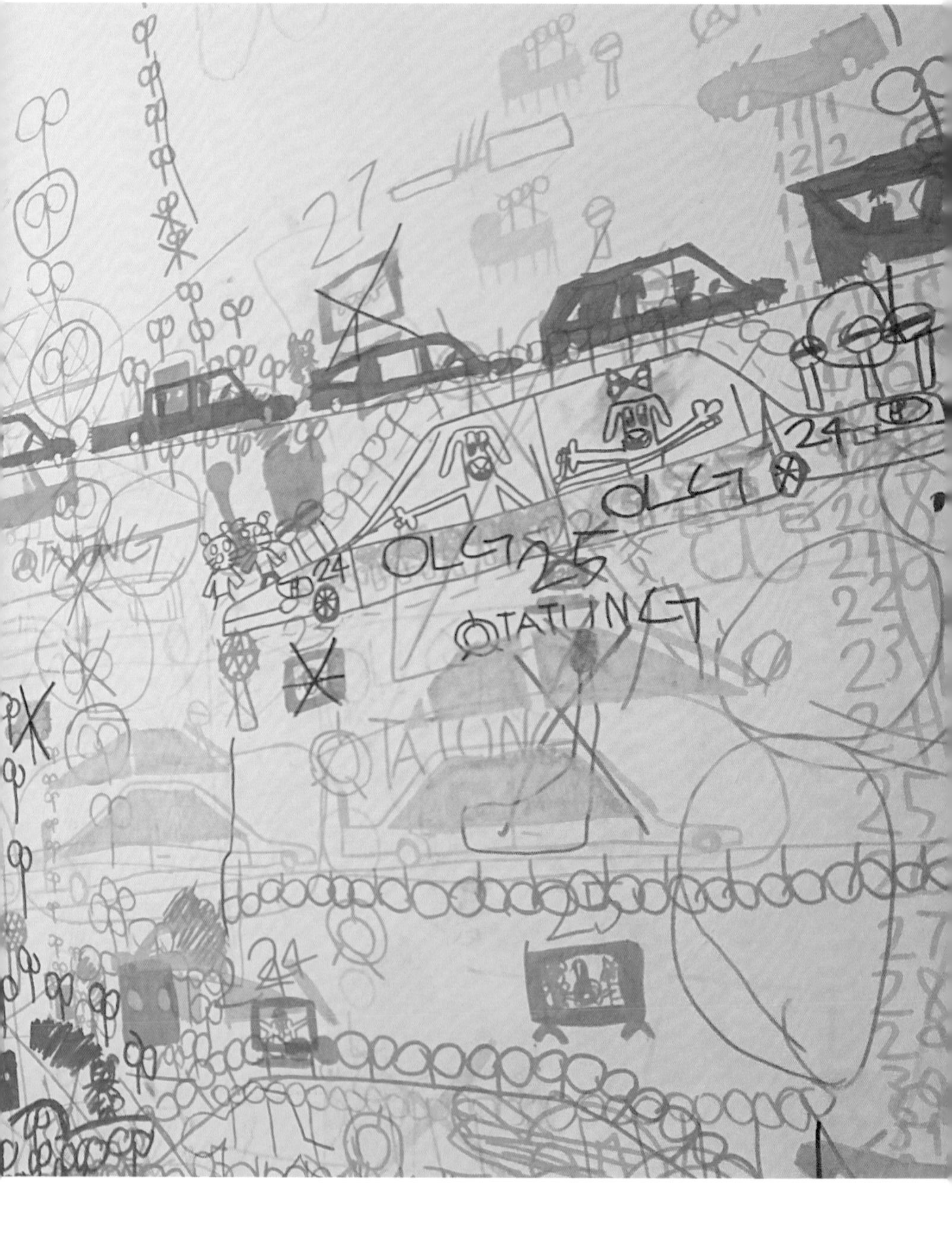

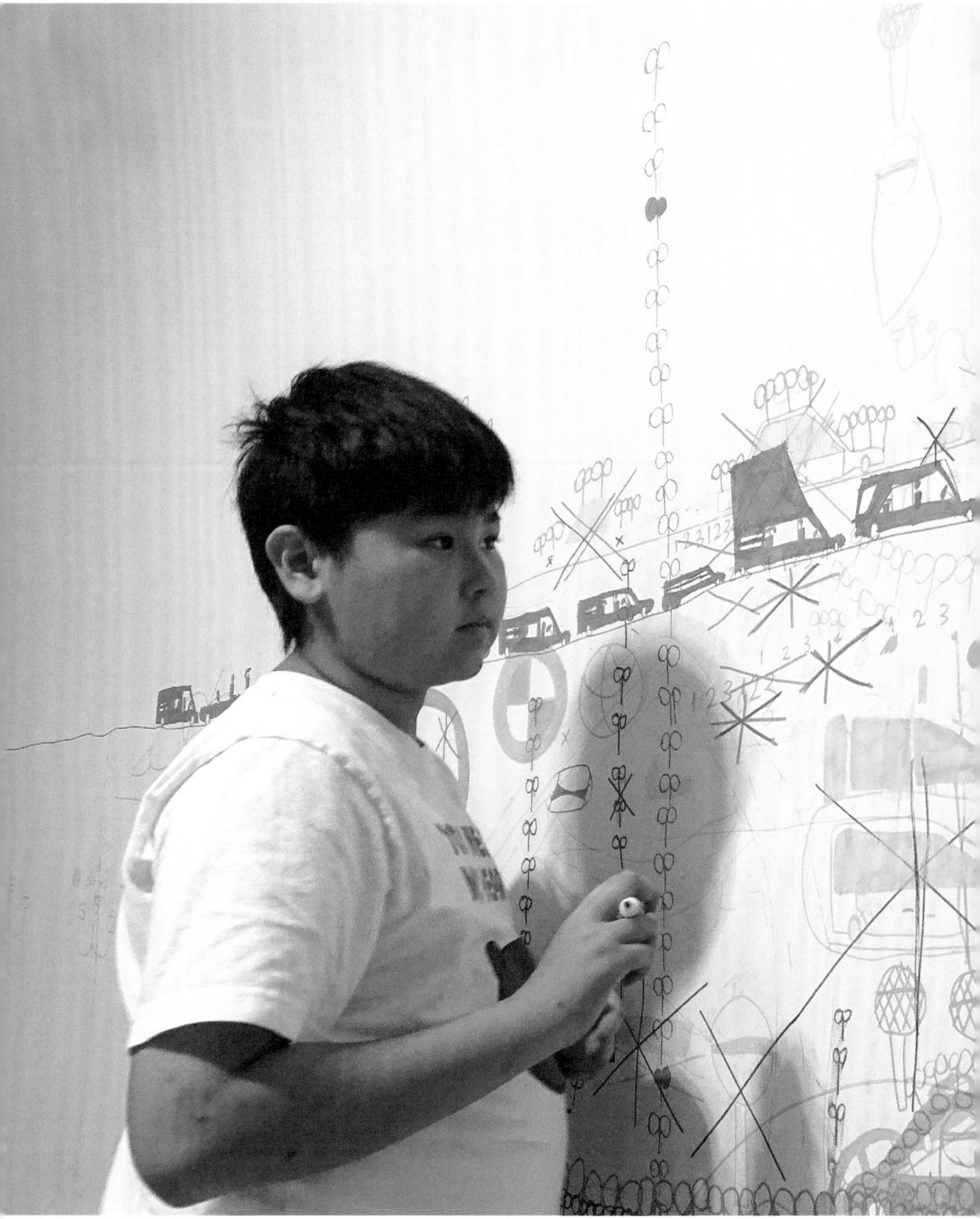

阿湛在樓下房間邊畫邊欣賞自己的傑作，他喜歡在牆壁作畫。

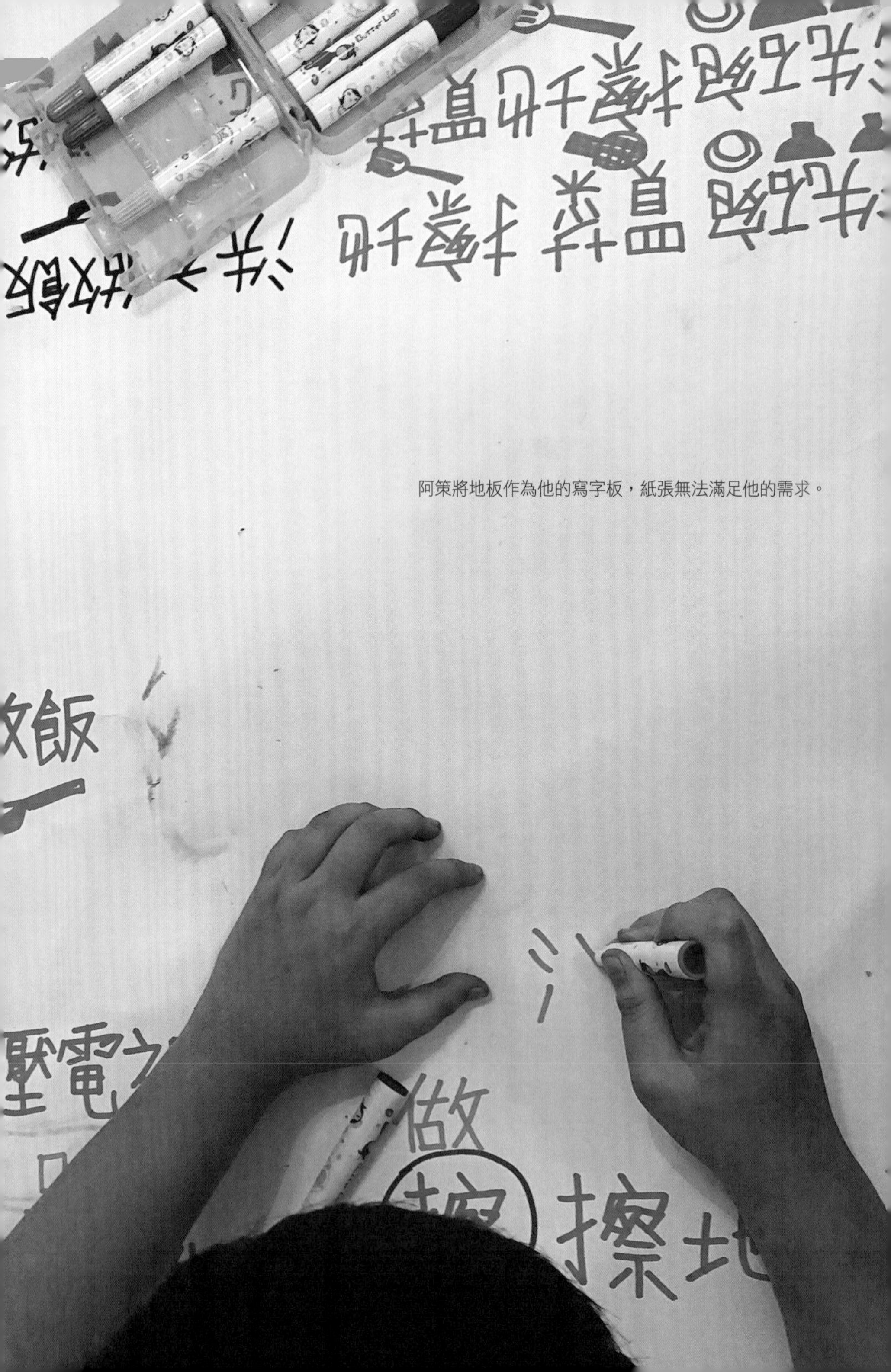

阿策將地板作為他的寫字板，紙張無法滿足他的需求。

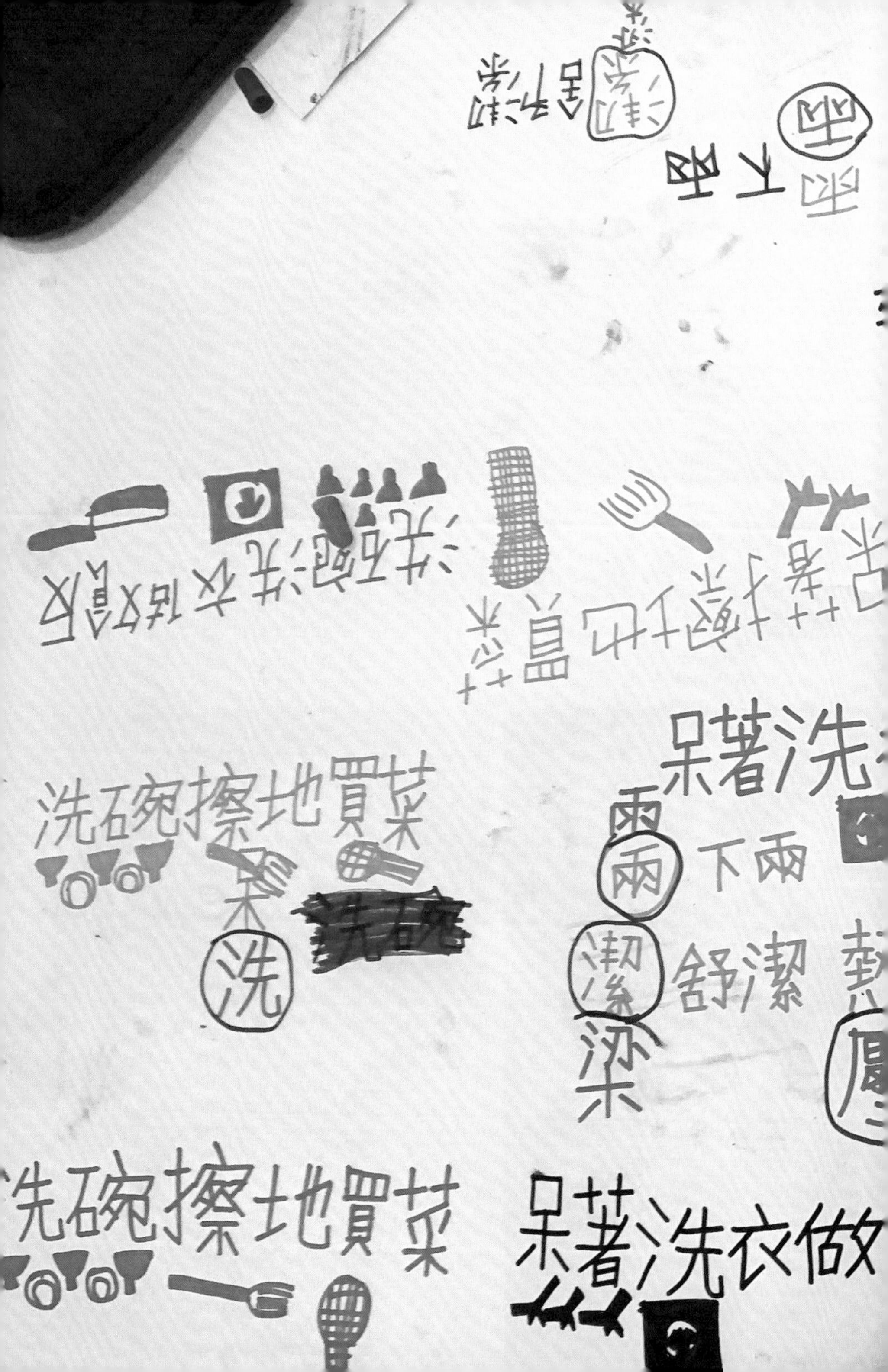

呆著洗
雨
下雨
潔
舒潔
熱
洗碗擦地買菜
洗
洗碗擦地買菜
呆著洗衣做

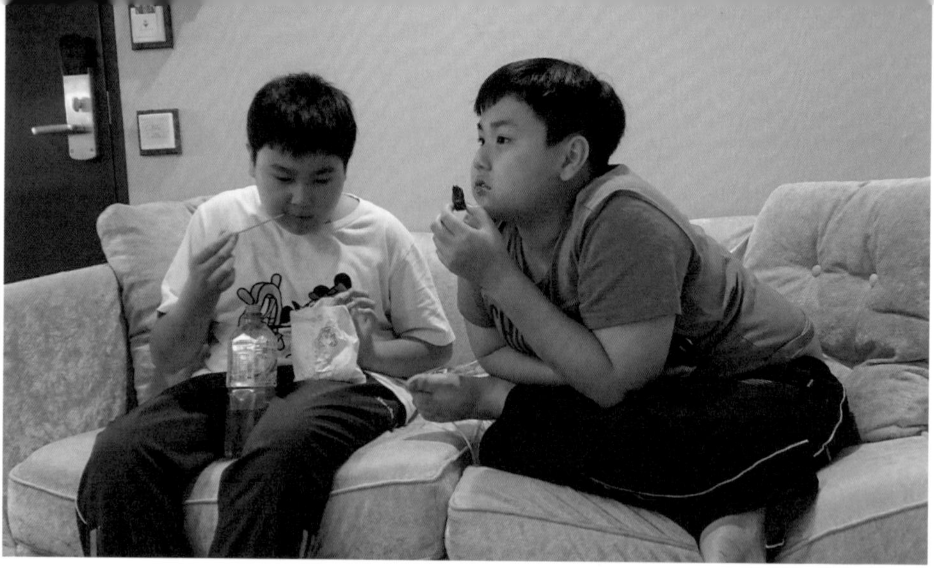

兩兄弟最喜歡出遊，還會分享食物給對方。

走一條不一樣的路

2019

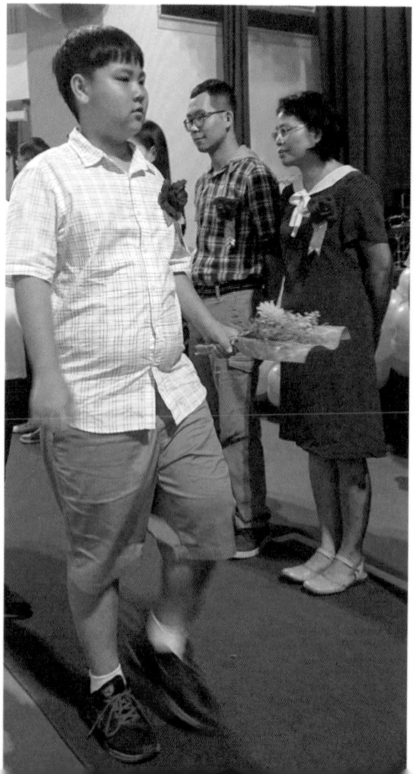

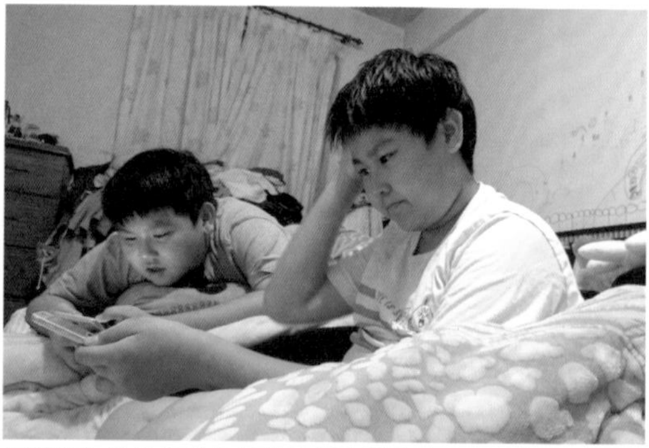

兩兄弟每晚洗過澡後是他們最喜歡的時光，因為可以滑手機四十分鐘。

阿策畢業典禮入場時走星光大道，此時真的感覺到阿策已經長大了。

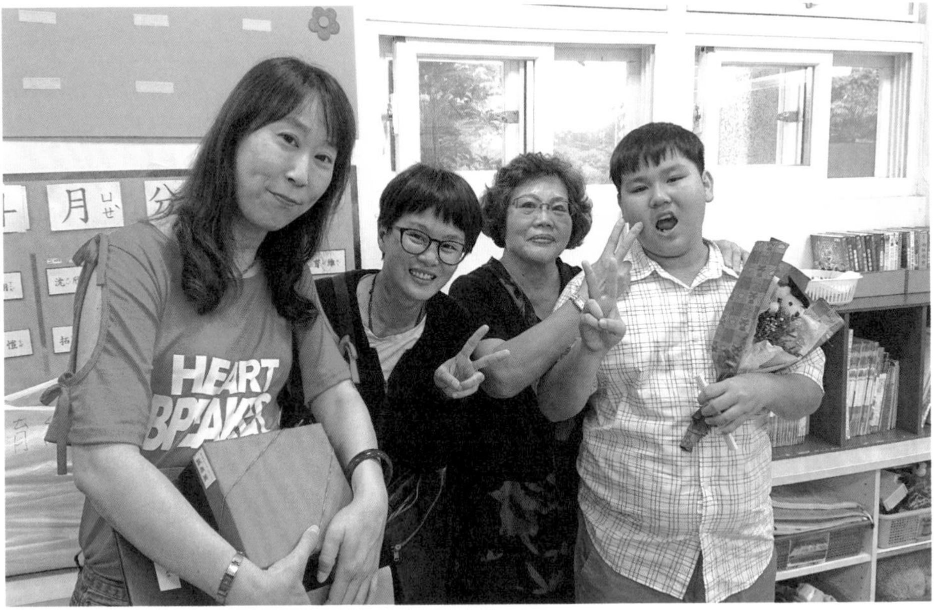

媽媽和園長阿嬤及琛瑜姑姑一起參加阿策國小的畢業典禮。

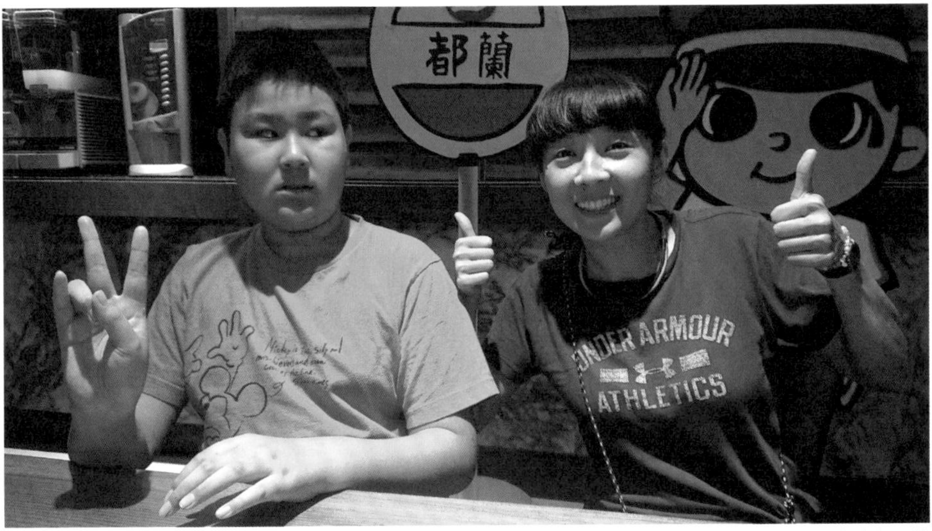

兩兄弟九年前的第一位家教老師，當時還是大學幼教系二年級的學生，現在已經是臺北市雨農國小幼兒園學前特教老師楊平如，二〇一九年暑假特別回來臺東看他們，他們兩兄弟還記得她並順口叫出 penny 老師，阿湛高興的與 penny 老師合影。

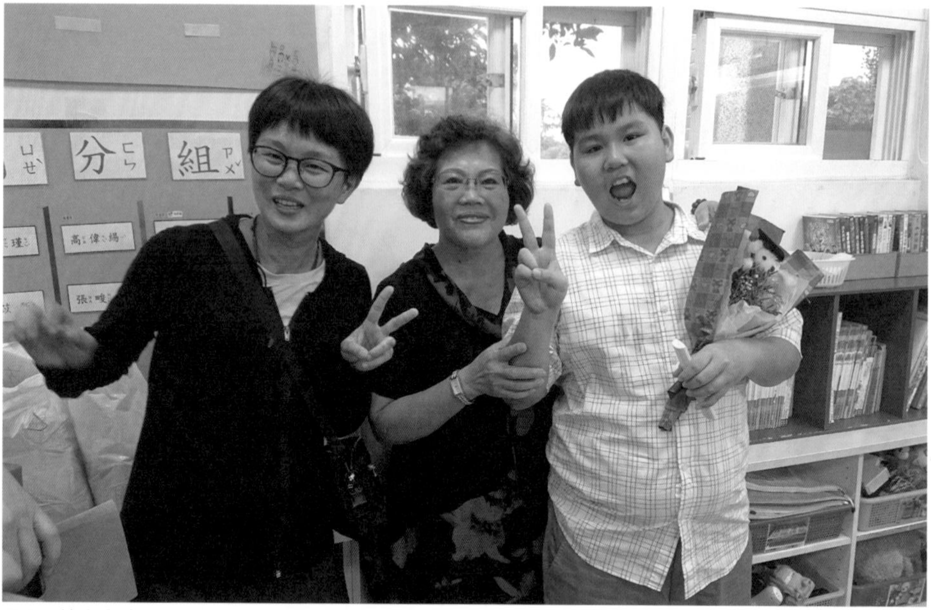

園長阿嬤和璨瑜姑姑一起來參加阿策的畢業典禮，這兩位是最愛他們兄弟的戶籍外家人，畢業典禮那天哭得最傷心的就屬阿嬤，這是一種很複雜的感覺，看著一手帶大的孩子阿策畢業，阿嬤心中特別有感。

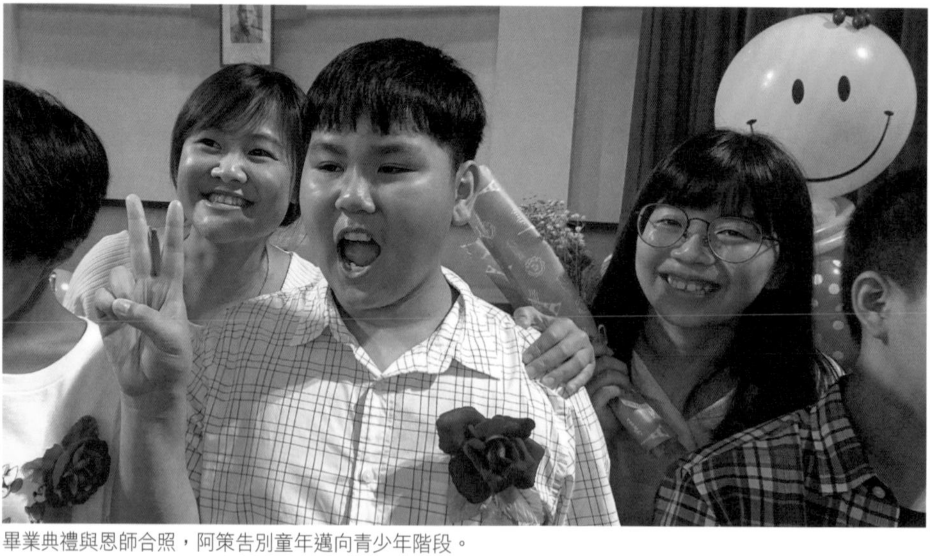

畢業典禮與恩師合照，阿策告別童年邁向青少年階段。

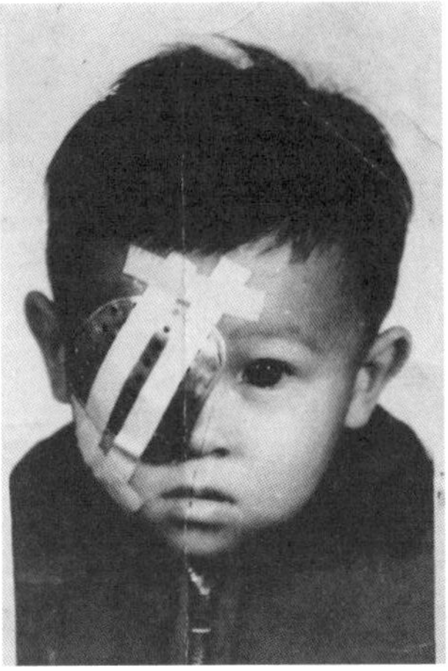

兩歲時由已故青光眼權威洪伯廷教授進行手術，手術後洪教授拍下照片留念。

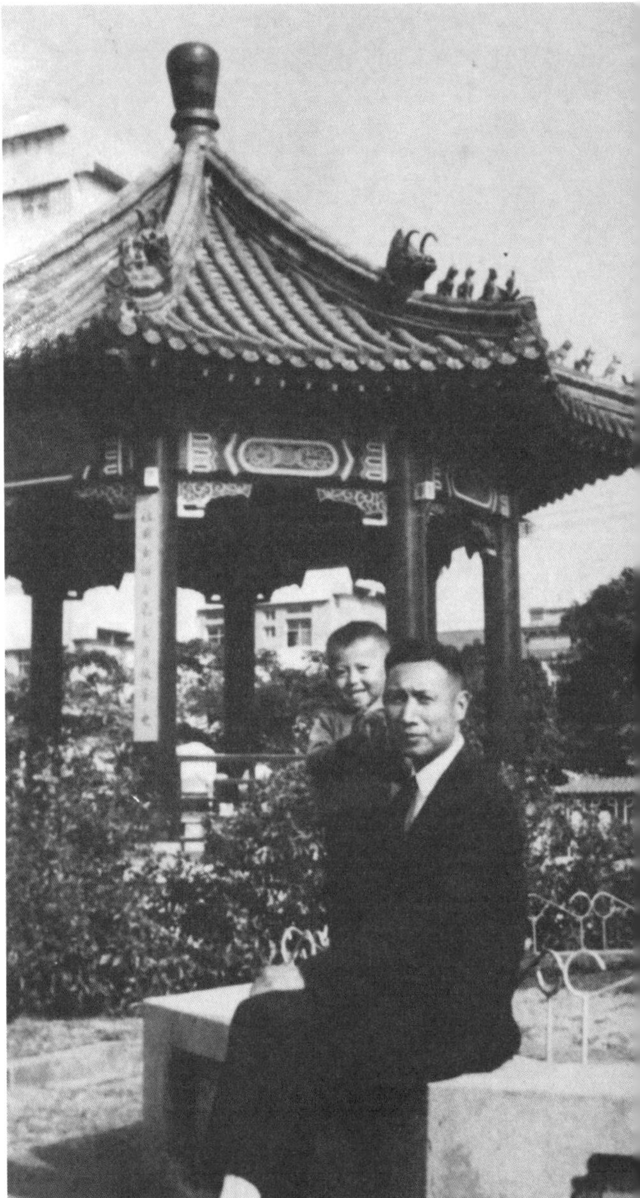

三歲時家住桃園，父親每個月都帶我到臺大回診，印象中每次都會到新公園逛逛，當時由父親已故好友幫我們父子留下這張彌足珍貴的照片。

目次

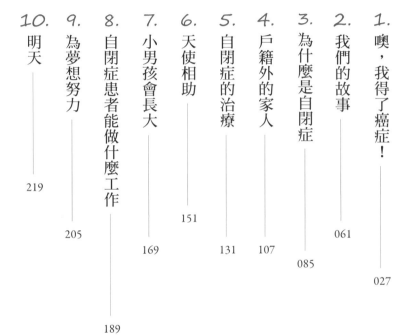

推薦序

給相同困境的特殊兒家庭的強大力量

神老師&神媽咪
沈雅琪

兩年前在偶然的機會下看到朋友訂了臺東的星願米，我也跟著訂了幾包，沒想到那米的口感超好，而且米是由中重度自閉症孩子們包裝的。我實在覺得好奇，心裡一直想要去看看這個小作所。

那年暑假的時候帶著妹妹去環島，經過臺東時臨時跟孫爸約，就那麼剛好，我要去小作所的那天孫爸不在沒能碰面，抵達「社團法人臺灣自閉兒家庭關懷協會」時我有點驚訝，因為那是一間很乾淨漂亮的房子，進到工作室裡，映入眼簾的，是非常乾淨的環境。遇上午休時間，我到的時候所有的孩子都趴在桌上休息，社工帶著我上樓參觀，每一個地方都乾乾淨淨、井然有序。午休結束，輔導員把要包裝的米放桌上後，從午睡中剛起來的孩子們好像啟動了電源，全部都動了起來。因為有幾個孩子請假、其中一個流鼻血無法工作，輔導員跟孩子們重新分配工作內容，花了很多時間解說，讓他們適應新的工作流程。

中重度的孩子沒辦法做複雜的工作，他們每個人都負責一個重複單一的流程。我看著他們每一個人專心的做著自己負責的工作，一個負責量米、一個負責把裝好的一袋一袋米抽真空後封起來，兩個負責最後的包裝，還有一個負責貼貼紙。輔導員告訴我因為訂購米的訂單不多，他們那天下午只需要再包裝幾包就夠了，可是在輔導員給他們的米裝完後，負責量米的孩子主動的起身去米袋中拿更多的米，輔導員告訴她已經夠了，不需要繼續裝了，但是孩子堅持在上班時間要工作，就像是打開開關的機器，停不下來。

其中一個孩子讓我印象非常深刻，他的身形非常巨大，我到的時候他正流著鼻血，看起來很難受。老師告訴我他沒辦法用口語表達和溝通，因為住得很遠，爸爸重病，每天早上家人載他到公車站，在孩子的身上掛著一個名牌，名牌上清楚的寫著姓名、聯絡電話和協會附近車站站名，公車司機看到他的名牌，會讓他在車站下車，再由輔導員去把孩子接到協會工作室來。輔導員讓我看了他的溝通書，這孩子只能透過一張一張的小圖片，來告訴輔導員他的感受。這孩子雖然沒有口語，但是工作很認真，輔導員要他上樓去休息，可是他看著大家要開始工作，一直不願意上樓。

在這個協會裡工作的都是中重度、多重障礙的孩子，親眼所見這群孩子工作很讓人驚訝，要訓練這群孩子能開心穩定工作真的不是一件簡單的事。這些孩子在離開學校後，很難找到可以安身的地方，孫爸幫孩子們找了這個舒適的環境，讓孩子們用自己的力量來賺取些微的收入，學習自力更生。孫爸自己有兩個重度自閉症的孩子、一眼全盲、罹患癌症、要在學校上班，還要處理小作所的訂單、寄送……一個人要承受這麼多的壓力和責任不容易，但是這兩年下來我沒有看到孫爸抱怨或放棄，口裡說的，心裡念的全都是小作所這群辛苦的孩子，帶著他們用自己工作存的錢去迪士尼圓夢，甚至有更遠大的夢想，有更多想要幫助這些孩子和家庭的計畫。

他常常強調捐款是一時的，讓這些孩子有一技之長可以養活自己，是長久的，讓這些孩子透過工作來養活自己，讓協會能維持下去，去照顧這些一般企業無法收容的中重度的孩子。似乎所有的苦都難不倒孫爸，強大的信念支撐著孫爸去對抗病魔和各種壓力，他讓我看見身為一個特殊兒爸爸的堅毅，他的努力讓我不斷的思考該給孩子什麼？如何給？

希望透過這本書，能給身處相同困境的特殊兒家庭一股強大的力量。

推薦序

笑看苦難，懷抱未來

媒體工作者
宗立婷

二〇一八年的十一月，偶然看到網路媒體的一篇報導，形容孫中光是個抽到了人生四張鬼牌的人，而通常一副撲克牌頂多只有兩張鬼牌而已。

他的右眼因為先天性青光眼，只看得見微光，他罹患肺腺癌卻獨力照顧兩個重度自閉症的孩子，他還有一個苦於憂鬱症的妻子。乍看孫中光的人生，你真的會認為上帝對他開了一個很大，卻很不好笑的玩笑。

然而，第一次跟他聯絡，電話那頭，他的聲音聽起來卻很開朗，平鋪直敘自己與孩子的現況，不帶一絲苦情、怨懟。他提到協會幫助的那群慢飛天使，擔心他們未來進不了庇護工場，沒辦法養活自已，將會讓他們爸媽與家人永遠無法喘息。當時，孫中光還領有重大傷病卡，每半年得到醫院檢查一次，但他卻規畫了一大堆未來要想為這群孩子做到的事，「如果，上帝願意給我更多的時間。」他一直這樣說。

第一次走進孫中光的家，就被牆壁上的塗鴉跟地上的垃圾雜物塞滿視野，這些全都是兩個孩子的「傑作」。為了讓他們在家裡感受到充分的自由放鬆，任意揮灑，他撤掉了櫃子、椅子、茶几這些家具，也意味著撤掉了理想中對家庭該是什麼樣的堅持，苦難讓他打掉重練，用新的眼光看待孩子的不完美，徹底地翻轉了自己對人生所謂幸福美滿的定義。

照顧孩子的重擔，常壓得孫爸喘不過氣；而協會所遭遇到的難處，更是重中之重。這裡的孩子大多數都來自弱勢家庭，星兒的早療、後續的教育經費，甚至家庭生計的維持，在在都需要社會協助。但長久以來，他們並非只向外伸手，孫中光讓每個孩子都參與農產小作所的烘製、加工與包裝。一包星願米，從舀出、秤量到裝袋真空，每道程序都由一、二個孩子負責，仔細地、謹慎地、不讓任何一個錯誤產生，整個流程要花將近十分鐘才能完成，頂多賺個二十元。但他們就是堅持要這樣靠自己的雙手，一包米一包米地賣，一塊錢一塊錢地賺取生活津貼，證明自己靠自己的意義與價值。

那幾日的相處，我看到在孫中光跟孩子們生命中的苦難是如此真實，倘若這重擔是臨到了我，恐怕就動搖了我對上帝的信念與對生命的盼望。畢竟大多數人都認為，生活就是要追求快樂，我們決定什麼樣的條件會使我們快樂，然後窮極一生的努力去實現那些條件。然而，當苦難臨到，奪走了快樂的條件，苦難往往可能摧毀了人活下去的所有理由。

孫中光並非咬緊牙關地忍受，反倒是笑看自己的苦難，憂心別人的未來。苦難讓孫爸體會到，他的生命是要「為了意義而活」，他四處奔走，推動偏鄉早療，他感動許多醫師、語言治療師、心理諮商師不遠千里持續來幫助這群在後山的孩子，他更想打造一個共伴家園，讓孩子們相互扶持一生。他深知人生中有些事情是比自己的自由和快樂更重要，樂意為它犧牲個體的快樂時，個人才有了意義。

我也曾懷疑，像孫中光這樣飽受磨難、在別人眼中看為殘缺軟弱的人，怎麼能如此被上帝大大地使用呢？但他就是這樣順服地被上帝帶領著，一天的難處一天當就夠了。

二〇一九年的十月，孫爸爸告訴我，他的重大傷病卡失效了，醫師告訴他，度過五年的觀察，只要每年追蹤一次就好，這消息真是最美好的禮物，也是彩虹的應許。

推薦序

身心淨潔，與善相應

臺北市立聯合醫院林森中醫昆明院區院長
國立陽明大學傳統醫藥研究所教授
許中華

兩年前初見孫中光先生，罹患肺腺癌的他找我調理身體，聊到他來自臺東，而我們一群夥伴剛好在臺東達仁鄉義診進行了兩年多，因臺東的話題彼此留下深刻的印象。一〇八年起，隨著我每月到臺東豐田國小旁的大佛做醫療諮詢服務，常與中光接觸，漸漸對他背後勇敢堅強的故事有了更深入的了解。

中光除了本身患有肺腺癌外，因先天性青光眼而幾乎僅剩一眼視力，家中兩個小孩被診斷為自閉症，妻子因無法承受這樣的事實為重度憂鬱所苦，面對自身及家庭重重艱困的考驗，他沒有失去鬥志、失去信心，仍一心為孩子們著想，不僅為自己的孩子，也為其他星兒們著想，不僅為自己家庭奮鬥，也領著其他家庭一起奮鬥，一起突破困境。

他在得知孩子患有自閉症後，不辭辛勞地帶著孩子從臺東到高雄接受早期療育課程，因此認識到早療課程對星兒們的重要性，也體會到臺東相關醫療的缺乏與資訊的不足，於是主動寫信給中央與地方政府，希望可以協助更多自閉症的孩子和家長們，且喚起社會上更多人的關注，經過他與其他家長、熱心人士的共同努力，於一〇〇年十一月成立「臺東縣自閉症協進會」，讓星兒與家長們不必再為早療課程翻山越嶺到高雄或臺北接受治療。一〇三年當他確診罹患肺腺癌後，也沒有停止他幫助星兒們的腳步，反而更加強他照顧星兒們的決心，他祈求上天給予他多些時間為星兒們構築可以脫困自立的永續方法，因此在手術治療後，為關懷整個自閉症家庭，徹底解決孩子將來就業等中、老年問題，於一〇五年三月成立「社團法人臺灣自閉兒家庭關懷協會」，為使孩子們不要一輩子只靠別人幫忙與贊助，於一〇六年四月創設「非愛不可星兒手作工坊」，希望透過小作坊的運作，建立讓星兒們完全自給自足的共伴家園，讓孩子們一同作業、相互陪伴，以後天手足的共伴模式，協助星兒們自立，讓孩子們可以循序漸進接受往後家長們的離世。

中光原是需要被幫助、被照顧的人，反而成為照顧、幫助他人的人，成為協助他人出脫困境的力量，他的人生歷程，為我們展現了心念對生命、身體的巨大影響。當人面對困厄時，心念可以消極也可以積極，中光一心扶助他人，這份清淨積極的善念，使他能夠接引更多的善緣，因此關懷協會發展越加穩定，更多星兒和家長們獲得協助，自身的疾病也得到控制，將所有的危難都反轉成了助力，十分令人敬佩！

其實不只中光，在中光身旁有一群身心淨潔的人，發自內心從事著對偏遠地區、對社會等都非常有益的服務，因此形成更多善緣，成就更多善舉，引領大家走出逆境，迎向光明，他們是「身心淨潔，與善相應」最好的註腳，是反轉人生的最佳榜樣，他們的精神、善念與善行非常值得大家學習與效法。

推薦序

苦難是化了妝的祝福

健康家庭文教基金會董事長
陳怜燕

他們經過流淚谷、叫這谷變為泉源之地，並有秋雨之福、蓋滿了全谷。

——〈詩篇八四：六〉

沒有人喜歡苦難，為什麼憐憫人的上帝允許苦難發生呢？因為苦難使我們謙卑、苦難能擴張我們的愛、苦難引導我們倚靠神，此後，苦難不再是苦難，漸漸地，我們學會勝過環境，活出愛人如己、喜樂感恩的生命，而那就是藏在苦難背後最大的祝福。

和孫爸成為知心好友，因為我們有共同的恩典——家有自閉兒；有一樣的熱情——不單顧自己的孩子，也要幫助別人的孩子；有相同的信仰——不為明天憂慮，交給上帝負責。

孫爸有兩個重度自閉症的孩子，他的焦慮無助我完全能夠理解，因為十年前的臺東，不但常被取笑是「好山、好水、好無聊」的地方，連電影院都沒有，而且是當時臺灣唯二沒有特教學校的地方。儘管二〇〇二年黃健庭立委已成功催生教育部允諾設校，卻因為沒有適當用地而停滯不前，一直到黃健庭上任縣長後，撥用二．二公頃縣有土地，解決用地問題，交給臺東大學籌備，像孫爸一樣憂慮的家長們，總算盼到了一個可以幫助慢飛孩子們學習展翅飛翔的園地。

記得二〇一一年十一月，特教學校借用卑南國中校區開始招生掛牌那天，我特別邀請天使心創辦人林照程來參加，希望他們能幫助臺東的家長和手足，那時孫爸剛設立了自閉症家長協會，我很努力地幫他結合各種資源，但我也提醒他，孩子最需要的是愛，是健康的爸爸和快樂的媽媽，其次才是社會的協力。我像嘮叨的大姊勸他戒菸，帶他認識耶穌，告訴他，凡事禱告，把自己和孩子都交給主是最好的策略，上帝是我們最可靠的供應者。

二〇一二年三月，臺東特教學校終於動土了，我們歡喜快樂地獻詩禱告，中華民國自閉症基金會劉增榮執行長也前來道賀，那天最大的收穫是我們決定要在暑假開辦「慢飛天使學前準備班」，這是全國第一個有專業團隊心理師與職能治療師入班，提供營養午餐外，也是全國唯一免費的學前準備班。在每一次會議、飯前禱告中，我總是求神幫孫爸戒菸，求聖靈親自帶領他把重擔卸給主。

二〇一二年十月，我和新希望基金會發起「雲端愛筵圓夢計畫」，特教學校提出的願望是騎車到花蓮。我們媒和捷安特、綺麗珊瑚為孩子圓夢，事前充分訓練使孩子信心大增，二〇一三年六月不但順利完成單車之旅，而這項活動從此成了特教學校的成年禮，希望幫助每個孩子都學會騎單車，有自主行動的能力。就在一切愈來愈好，學校和協會都漸入佳境時，卻傳來孫爸身體出了狀況。

孫爸診斷出肺腺癌，我非常難過，立刻託人安排他至北榮就醫，但在禱告中我相信主會醫治他。我送給他一本禱告冊子——如何領受神的醫治，除了和他電話禱告為他打氣外，我知道他最不放心的是患憂鬱症的妻子和兩個寶貝兒子。於是我特別約詩文吃飯聊天，安慰她陪她一起禱告，找時間到特教學校探望阿策和阿湛，陪他們上課。在孫爸住院的期間，我和牧師們經常為他的康復迫切禱告。感謝主，神醫治的奇蹟不斷出現在孫爸身上，包括原先檢查出大腸疑似腫瘤最後沒事，出院後他立刻要羅海鵬牧師為他施洗，而他住院期間認識的癌友們，紛紛成為他後來創設「非愛不可小作所」的資助天使，之後還帶小作所的孩子們去日本迪士尼圓夢。

孫爸念茲在茲要為孩子們成立一個共伴家園，在他們長大後可以自給自足、安身立命的地方。癌症初癒的他，仍然馬不停蹄和時間賽跑，因為他擔心自己倒下後，孩子們沒有庇護之所。二〇一六年三月「臺灣自閉兒家庭關懷協會」成立了，我陪著這些來自各地的家長們一起禱告，為共伴家園的設立、這些孩子的未來祈求。我相信神會成就他的心願，祂是創始成終的神，更是保護這些特殊寶貝的天父。每次見到孫爸，我總是懇切的叮嚀，要休息，不可過勞，要多讀經和禱告，把重擔卸給耶和華；人很有限，但我們可以仰望那位無限、全能的神，祂是我們的避難所、一生的倚靠。

雖然人生的旅途並不是一條康莊大道，而是崎嶇之路，但神的恩典永遠夠用。祂透過試煉來祝福我們和其他人。當我為孩子擔憂時，聖經詩篇八十四篇總使我得安慰：

萬軍之耶和華我的王、我的　神阿、在你祭壇那裏、麻雀為自己找着房屋，燕子為自己找着菢雛之窩。如此住在你殿中的便為有福。他們仍要讚美你……萬軍之耶和華啊，倚靠你的人便為有福。

謝謝孫爸願意分享自己生命中的苦難，這本書《想飛的毛毛蟲》一定可以安慰正走在流淚谷中的朋友，鼓勵你別害怕、別擔心，快來尋求上帝，祂會賜給你力量、為你開路。祝福每一位慢飛孩子和家長，住在神所賜的平安喜樂中，享受神的恩典勝過苦難。

推薦序

孫爸愛的瘋狂力量

旅法攝影師
黃迦

不是所有的自閉症小孩，都能保有如此明亮的雙眼，如此豐沛的創造力。阿策阿湛雖是重度自閉症患者，卻樂意讓人搭肩，興致昂然地嘗試與人對話。甚至在我首次和他們見面，車子剛停好、準備提行李時，阿湛就一句話也沒說地把滿手玩具塞進後車廂要送我。

二〇一九年上半年，為期六個月的時間，我貼身拍攝孫家。創作期間，我探問著，究竟是什麼原因，讓兩兄弟能保有這源源不絕的創意，將所見的一切都化為藝術？

最初我之所以會決定特地從法國回臺灣半年拍攝兩兄弟的生命故事，是被新聞報導中孫家艱難的處境，與孩子們十年來的手繪牆面深深震撼，而渴望進一步認識這個家庭。沒想到當我與孫爸聯絡時，他便一口答應。甚至在我首次來到臺東時，提供給我協會大門鑰匙，無條件地信任我，讓我有個暫時的落腳處。

目前孫爸的兩個小孩阿策阿湛，因年紀還小，並不在協會中。所以創辦自閉兒家庭關懷協會，對擁有兩個重度自閉症兒子的孫爸來說，其實加重了原先的負擔。因為孫爸不僅要照顧自己家，更要撥出心力去營運一個十幾位自閉症成員的小作所。此外孫爸不僅不領薪水，把生命投注其中去照顧這群身心障礙兒童，甚至想提早退休、犧牲退休金，只為把握餘生，為孩子們做更多。

他渴望看到，有一天，這些自閉症的孩童能住在一起，互相扶持，有尊嚴地活下去，而不必被當成殘缺人士般關進療養院中。依這樣的理念而設，小作所變得像是孩子們共同經營的一家店，完全顛覆了我們對於身心障礙單位，總得愁苦不堪的那種刻板印象。小作所的孩子，每位都充滿光芒與喜樂。幾次和他們相見，總感到他們就是店鋪主人那般自在成熟地招呼我，總問我吃飽沒、這次要待多久。

孫爸的孩子直到十歲，還能保有無限的生命力與創造力，這或許都來自孫爸和孫媽無限的耐心跟寬容，給小孩完全的空間伸展。即便前方的路途一片黑暗，卻為孩子們撐出空間，讓他們能夠相信這個世界。而這份傾其全力的愛，不僅滋潤了小作所中的每一位生命，也擴散到周遭每個人身上。

記憶猶新，二〇一九年三月拍攝尾聲，我即將回到法國準備夏天在阿爾勒的展覽，在上飛機前，突然靈機一動，孫爸家某個物件非常適合展覽，因此打電話拜託孫爸將物件寄來臺北給我。沒想到隔天一早，孫爸一家四口就偷偷搭飛機來臺北，只為親手將臨別禮及展覽物件交給我。這種瘋狂的，對所有生命的無條件的愛，我想正是他的孩子們，能夠每天每天都保有源源不絕創造力和生命力的原因吧！

編按：本文作者爲孫家攝影作品「Silence is speaking」創作者

自序　在不斷的絕望中看見曙光

寫這本書時不知掉了多少眼淚，每一次的回首都好像是把已經癒合的傷口再一次撕開般的痛，感謝老天給了我兩個自閉兒，也給我不一樣的精采人生。

從八十六年底青光眼復發到八十八年底右眼幾乎完全失明，九十七年二月發現大兒子發展遲緩，開始跑醫院復健早療課程，在他兩歲半時確診為自閉症，隔年小兒子亦被確診為自閉症，又在同年孩子的母親因無法承受接連兩個孩子確診自閉症的事實引發重鬱症，一〇三年十月二日罹患肺腺癌，為了規畫更遠的未來離開一手創辦的家長協會團體，一〇四年九月與北部地區家長為了孩子們未來的希望集資創辦星光媽咪希望手作工坊，卻遇到了銷售瓶頸不得不宣告失敗……

如果問我痛不痛？我告訴你那絕對是身心靈幾乎無法承受的痛，痛到你真的會無法面對也無處可逃，難怪楊重源醫師說如果有人想不開的時候應該要聽聽或看看你的故事，我不知道現在若讓我再一次面對同樣的情形時，我還有勇氣與力氣跟絕望的困境直球對決嗎？

來到臺東也二十七年多了，坦白說雖然比二十七年前進步很多，但還是無法像西部那樣擁有較多資源及便捷的交通網絡。我常開玩笑地說，距離臺東最大的醫學中心不在高雄也不在花蓮而是在臺北，因為搭飛機一個半小時之內就可抵達，但是生活在這裡的人們又有多少人能負擔得起這樣昂貴的交通費呢？

對於特殊兒的早療環境，十年前我是如此形容，十年後還是一樣，「臺北是天，高雄是地，臺東則是地獄」。很無奈，如果你是醫師或專業人員，家人會讓你來到臺東定居嗎？會讓你的孩子到臺東接受教育嗎？

但我知道不能因此而向命運低頭，因為這關乎孩子的發展，在無數次往返臺東與高雄長庚早療途中，突然看到正在睡夢中孩子的笑容，這一笑似乎告訴我：把拔應該讓更多孩子一起笑。就這樣，孩子教會了我如何去分享這份愛。感謝我的孩子改變了我冰冷的心。

當內人重鬱症復發時，必須要一個人面對所有的事情，下班就是我一個人要面對三個人，好像身處在壓力鍋內，叫天天不應叫地地不理，上班是我逃避及喘息的地方，日子總要過下去，我若倒下去，他們怎麼辦呢？

當我發現肺腺癌時，孩子的媽卻重鬱症復發住院中，那個時候我好像三十多年前知名連續劇《星星知我心》劇中那位罹患胃癌的母親一樣，四處尋找孩子可以付託的地方，走筆至此那種痛又一下子湧上心頭，眼眶濕潤鼻頭酸，所幸呂秀蘭女士全家毫無猶豫接下照顧孩子的重擔，並要我安心治療，他們對我一家的恩情我十輩子都還不完。

當我在加護病房的那晚，遇到病友過世，當下讓我感到震撼與惶恐，人的生命竟然是如此脆弱，時間已經不是站在我這邊了，治療肺腺癌的那段期間，我一直反覆思考，萬一我走了，孩子怎麼辦？往哪裡去呢？如果臺東有人跟我一樣的遭遇，他的孩子怎麼辦呢？

早療只是這些孩子人生的起手式而已，離開校園後才是家長的重中之重。

因為執行的方向不同，於是離開一手所創的協會，先與家長們創立星光媽咪希望手作工坊想自食其力，但卻又再次跌倒，只得拍拍灰塵再站起來，成立臺灣自閉兒家庭關懷協會。

天無絕人之路，老天在臺東給了臺灣最好的米，於是在一些朋友、病友的幫忙下，成立了心智障礙者非愛不可手作工坊，主要是讓這些踏出校門的孩子可以靠自己分裝米來販售獲利。工坊內有四分之三的孩子家庭是單親也是低收，有幾位是住在山區內的偏鄉，這些孩子經過長時間的相處，產生猶如手足般的情感會互相照顧，就在他們身上我看到了一股希望。

如果有一天，父母走了，這些孩子交給家中健康手足照顧的話，對健康手足而言是件多麼不公平的事，這群孩子在工坊內相處下來比手足還要手足，於是我產生了後天手足的觀念，因為唯有這群後天手足才能一起手牽手，走向未來。

共伴家園的概念就在實務操作下誕生了，首先，我必須創造出這群孩子們的生產中心，讓中心成為孩子們的共同事業，然後再籌建他們的住宿場所，讓他們慢慢適應有一天父母不在時的日子。想想看，如果是我們一直陪著孩子，當有一天我們轉身前往下段旅程時，孩子們能夠承受得住這種衝擊嗎？如果讓他們慢慢適應獨立的生活是不是比較好呢？

除了配合政府社會福利措施外，也可以自己賺錢聘請社工教保員來照顧他們，如此，他們的生活品質是否更好，未來不再靠人捐助而能自食其力，互相照顧。

我曾說過，我不會寫教養的書籍，因為我只是家長不是專家，今天藉由這本書，讓社會大眾知道，在後山有一群孩子正在努力，也希望這個模式能夠成功而使政府知道該怎麼輔導或訂定政策，讓各縣市都有一個共伴家園，讓家長的心情不再沉重。

這一路走來，最感謝的是呂秀蘭女士，如果沒有他們一家就沒有我的故事了；感謝臺北榮民總醫院胸腔外科黃建勝醫師挽救了我的生命；感謝臺北市立聯合醫院昆明中醫院區許中華院長這幾年來對我身體的照顧；感謝馬偕醫院臺東分院楊重源醫師這十幾年來的陪伴與協助；特別感謝前臺東縣長夫人陳怜燕女士對我的愛與幫忙；感謝我所服務的臺東縣豐年國小張能發前校長及現任校長洪婉莉女士與總務主任陳瑞彬老師的體恤與包容，在職場上，您們是最有愛的長官，完全同理我的困境，這兩年多來協助我度過無數個挑戰。

更要感謝每一位幫助過我的朋友、同事、癌友及不知名的善心朋友們，我只能更堅強把握所剩的生命，完成此生的志業——共伴家園。

1

噢，我得了癌症！

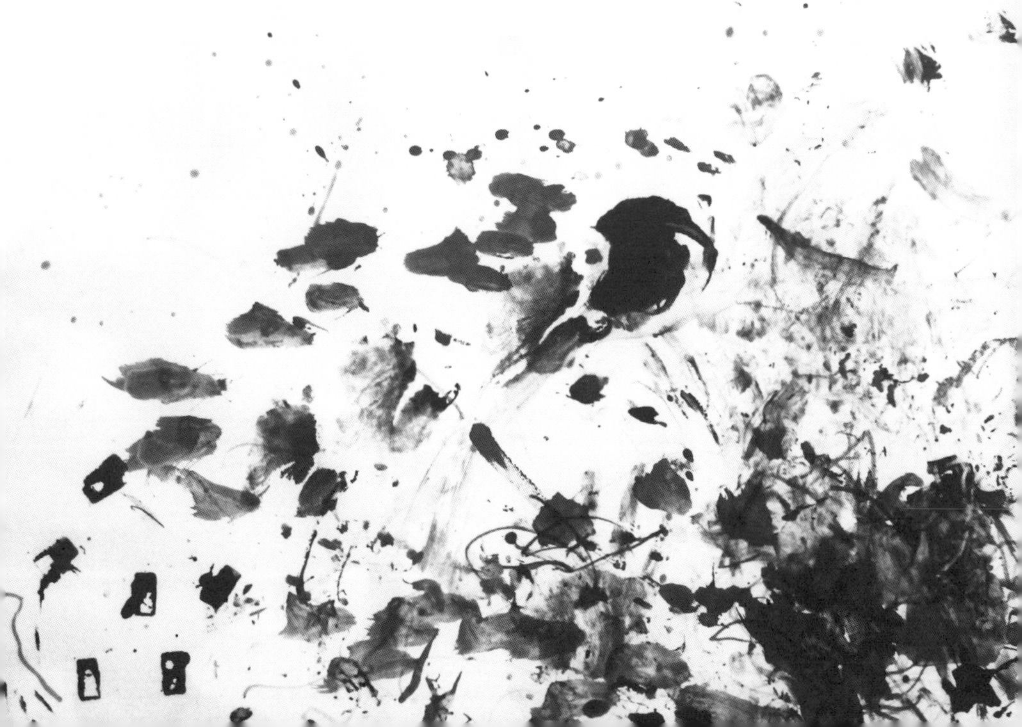

那天晚上，我以為孩子已經睡了，我到樓下車庫旁抽菸。當時才上小學一年級的大兒子突然跑出來站在我身旁，他說：「爸爸我可以抽菸嗎？」聽到他說出這句話，我二話不說，跟他說爸爸以後都不抽菸了。從此之後，菸齡三十四年的我就再也沒抽過菸了。

翌年九月，小兒子晚上睡覺時，突然一腳踢到我胸口，因為持續的疼痛，隔天去醫院就診，一週後竟然檢查出肺部有腫瘤。如果大兒子沒說那句話，小兒子沒踢到我，等到肺癌的症狀出現時，至少會是第三期起跳。他們雖然是重度自閉兒，但卻是我的天使，是我的兩個兒子救了我，也是他們教會了我去分享愛。

兩個兒子救了我

無論時間經過了多久，我應該一輩子都不會忘記這兩個特殊的日子。

一〇二年十二月二日

那天晚上九點半之後，我以為孩子在樓上都已經熟睡了，每天此時就是屬於我的喘息紓壓時間。忙了一整天，終於可以毫無壓力的獨自走下樓，橫躺在沙發看電視，有時則會獨自小酌釋放莫名的壓力。一樣是每日的習慣，很自然地走出門外在車庫旁吞雲吐霧一番，這對我而言是不可多得的享受，享受寂靜的夜晚完全屬於自己能掌握的時間與空間，好好沉澱、整理自己的思緒以便面對未知的明天。

或許我過於享受這片刻的寧靜，專注地吸吮著手上的那根香菸並樂在其中，所以我也沒感覺到當時才上小學一年級的大兒子阿策，已經跟著出來了而且站在我身旁。突然，他語出驚人地說：「爸爸，我可以抽菸嗎？」

聽到他說出這句話，當下，我的腦門猶如被一記棍子狠狠的敲下來。

我立刻熄掉手上的香菸並低下頭告訴他，同時也是在告訴自己：「你不可以抽菸，爸爸也不可以抽了，以後再也不抽了。」從那天起，我真的再也沒有抽過一根菸，就這麼改變了大半輩子以來的習慣，戒掉了三十四年的菸癮。

仔細算算，從我念書時就開始偷偷學抽菸，直到一〇二年十二月二日那天晚上正式戒菸，平均每天要抽一至兩包菸，可以說整整抽了三十四年的菸。

在一〇〇年底我剛成立臺東縣自閉症協進會的時候，縣長夫人陳怜燕女士（我都稱呼她為小燕姐）帶我認識主、接觸主，並時常帶著我向神禱告。我記得很清楚，她在一〇〇年聖誕節前夕蒞臨我所服務的單位報佳音時，特別把我找去圍著一個大圈圈向主禱告。

這是我第一次參加禱告，字字句句誠懇的為我祈求，我低著頭，心中莫名的感動著，兩行眼淚一直落下。不料最後她竟然說：「主啊！求祢讓中光遠離香菸的迫害，讓他能有健康的身體來照顧他的孩子及他想要照顧的孩子們。」

但我遲遲沒有戒菸，理由不外乎是壓力大，抽菸可以紓壓，所以當我每次看到小燕姐都很害怕，一直想躲著她，因為她都要為我禱告戒菸，但每次都被她抓住並握著我的手誠心祝禱。我心想，她太迷信了，神怎麼可能讓我戒菸呢？

我印象很深刻，在次年，主透過兩次同樣的夢境告訴我要戒菸。

當時第一個夢境是我夢見一位對我很照顧但已去世的老長官，這位老長官很慈祥地跟我說：「中光不能再吸菸了，你再繼續吸菸下去會得肺癌。」第二個夢境也是一樣，但這次是不同的長官很嚴肅的警告我不能再吸菸，再抽下去一定會得肺癌。如果從一開始夢到我就戒菸，或許之後我就不會罹患肺腺癌了，可是我當時並沒有下定決心要戒菸。

直到那天我在家門口抽菸時，我大兒子跟我說：「爸爸，我可以抽菸嗎？」就從那一刻開始，我就一口菸都吸不下去了。

後來我才恍然大悟，這就是主透過我兒子的話告訴我要戒菸，幸好當時就戒菸了，不然持續抽下去，我的病情可能就不是那麼簡單可以治療了。

一〇三年八月，我右邊腋下開始感到疼痛，我直覺要去看胸腔內科，但那天全臺東沒有胸腔內科門診，我猜想也許是睡姿不正確引起的，因此，我掛了骨科。當時醫師很仔細的聽診，並要我深呼吸和咳嗽，還問我胸部是否會痛，結果都不會痛，醫師也說聽起來肺部很乾淨，沒有異樣的聲音，因此開了鬆弛劑與止痛藥給我，我吃了兩包之後就好了，也不痛了。

到了八月中旬，換成左胸位置隱約作痛，這次還是沒有胸腔科醫師的門診，臺東就是這麼可憐，也可能是暑假期間，醫師也要帶孩子及家人旅行吧！所以我就掛了家醫科，結果那位醫師也是很認真聽診，也開同樣的藥劑。

一〇三年九月一日

在戒菸後將近十一個月，在一〇三年九月一日晚上，和小兒子阿湛睡覺時，他一腳踢到我胸口。第二天上班時，突然碰觸到自己胸部心窩上方的地方，感覺很痛，到了中午仍然不見好轉，於是下午決定去馬偕醫院，這次我終於掛到胸腔內科了！

醫師在聽診後也說肺很乾淨無雜音，他說：「為了保險起見，我們還是照張X光片看一下。」照完後回到診間，醫師說肺部看起來還算乾淨，胸痛的地方確定沒問題，可能只是肌肉或神經痛，心中的大石頭總算放了下來。

不過他再仔細看了一下，說右肺靠上方邊邊處有一個髒髒的地方，約零點五公分左右。他還特別指給我看，但我看了半天還是看不出來有什麼不一樣。我緊張的問他是不是腫瘤，他說還不知道，要我先去做電腦斷層掃描。

我心想：「還好只有零點五公分，即使是腫瘤也算發現得很早，反正下週二下午就知道結果了。」

和時間賽跑的人

檢查回來的那天晚上，我在自己的臉書上寫著：希望老天再給我十年時間，讓我把星光農場創立起來，並且建立起永續經營的制度。

我的兩個孩子嚴格說起來能力還算好，因為他們能用口語清楚表達，會察言觀色，也具備了生活自理能力，即使有一天我不在了，他們進機構也不會有太大的問題。

但是對於更多功能較低，沒有辦法用語言表達自己想法的孩子，他們該怎麼辦？他們的未來該何去何從呢？

我不會不捨我自己，我最不捨的是那一大群的孩子們。當我看到他們時，我恨我自己不是有錢人，看到那些大孩子的父母那樣辛苦，心中真的很不捨。我事情沒做完，相信老天會給我時間去做的，而我也必須更加努力，因為我說過我是和時間賽跑的人。

我真心懇求老天只要再給我十年就好，因為這農場沒有做起來，沒有實質的成效讓人看到，這群孩子與家長的路將會更窄。之前得知好幾個大孩子的家長身體出現很多問題時，我真的很恨自己為什麼這麼晚才做，如果我早一點起步，是不是就離農場更進一步了呢？是不是就有更多的孩子與家庭受惠呢？

眼看著「星媽希望工坊」即將籌畫完成了，這是一個脫困自立計畫，而且成功機率超過九成，一旦實施後，將會是臺東地區心智障礙家庭的一個典範。我想，無論如何，最慢十一月一定要將其設置完畢，因為我知道，唯有如此，路才能走得久、走得遠，更能永續下去。

隔天晚上去家醫科與醫師討論胸部X光的問題，醫師研判肺部的結節可能有兩種情形，一種是肺結核，另一種則可能是腫瘤，但這都需要等電腦斷層掃描結果來判讀。如果不是腫瘤，就是不幸中的大幸，如果是，可以說太幸運了。因為只有零點五公分算是非常早期的發現，所以不論是何種結果都是樂觀的。而且這是意外檢查出來的，如果胸腔內科醫師一看片就認定是腫瘤那就要擔心，相對的，醫師沒下定論就都還好。

當兩個孩子晚上睡了之後，我看著他們，心中想著：「**孩子，來生我還是要當你們的父親**，只是希望來生你們兩個是健健康康的，好好的走一趟人生旅程。」我想，這一點很多星爸星媽的想法一定都跟我一樣。

因為有他們兄弟讓我看得更遠，讓我的心充滿了愛，讓我的人生更充實。

「孩子，謝謝你們給了我不一樣的人生，更讓我真正做到將心比心。爸爸最愛你們了！」

一連好幾天，每天早上不到五點鐘就自動醒過來了。腦海中的思緒停不下來，一直不斷想很多事情，我也深深地感受到，當有一天接近生命盡頭時，家長會有什麼樣的想法及恐懼。說實話，死亡並不可怕，因為只要是人遲早有一天都一定會面對，唯一牽掛放不下的，都是對於孩子的不捨，絕對不會想到自己。

我告訴自己，不能喪失意志，必須堅強面對一切，要利用生命剩餘的時間盡可能安排好一切。

雖然很殘酷，但家有星兒，不得不去選擇一間可以信任的教養院來作日後的安排。只要我還健康，我一定會想盡一切辦法，盡全力讓農場創立起來，因為這農場對孩子及家長太重要了，今天我更深深的體會到這農場的重要性與必要性。

等待宣判的時刻

幾天後，按照醫師的指示，到臺東馬偕醫院放射線科做了斷層掃描，不過還要等到下個星期，「答案」才會揭曉。

九月九日，我到胸腔內科回診看報告，無論結果是好與壞都是我無法改變的，只能選擇把握當下快樂活著，勇敢面對無法預知的未來。雖然已經做好最壞的打算了，但是坦白說，在醫師「宣判」前的那一刻，心中其實很糾結、很緊張！

當天上午，接到楊重源醫師的電話要我先到診間找他，一進診間他問我有何打算，如果確定是癌怎麼辦？我當下立刻稀哩嘩啦哭了起來，他與護理師不斷的鼓勵我勇敢地面對，於是在他的鼓勵之下，我走出他的診間進入胸腔內科門診。

胸腔內科吳信宏醫師告訴我，斷層掃描結果顯示有一顆約一公分左右的腫瘤，但是位置跟他初步判斷的位置不一樣，而他原先看到的地方什麼都沒有，他立刻就開了轉診單，請我去高雄醫學大學附設中和紀念醫院找他的老師。

當晚，我就拿了所有的影像光碟去請教另一位家醫科醫師。他說，這麼小顆而且尚無任何症狀發生的情況下能找到這顆腫瘤，真的很幸運，實在應該要恭喜你。不然通常症狀發生後，都是肺癌第三期起跳，而且之前兩個醫師沒照X光，即使照了也看不出任何問題，就連我也看不出來，看不出問題就不會有下一步的檢查了。

原本我預計九月中旬要做健康檢查，幸虧沒做，因為做了也看不出問題，就會認為我的肺部是健康的。

這次會檢查出來純屬意外，而且我一直感覺到一股力量催促著我一定要去看胸腔科。與醫師一起看第一次照的X光片時，他告訴我從X光片上真的看不太出來，後來經過很多助理教授級以上的專業醫師證實，光看X光片真的是看不出任何異狀，當然就不會有之後的檢查了。

事後我有回去請教胸腔內科吳醫師，他究竟是如何看出來有異狀的，他說現在叫他看真的看不出來，但是當時卻有一股強烈感覺要做進一步檢查，從找到腫瘤後，我的胸部再也沒有痛過。多虧了吳信宏醫師要我做電腦斷層掃描，就這樣誤打誤撞的，一個一公分大小的腫瘤也因此現形，吳醫師可說是我的救命恩人。

試想：這不是神指示醫師要仔細檢查在救我嗎？真的就是這麼奇妙，如果我沒有戒菸，沒有剛好發生胸部肌肉及神經疼痛，這顆腫瘤可能要大到有症狀發生才會被發現，如果有症狀發生最少就是肺腺癌第三期了。

因為肺腺癌的可怕就是在於一點症狀都沒有，所以真的要再次呼籲我的朋友們要戒菸，而且家中有自閉兒的父母更沒有資格吸菸。

悔恨、焦慮和恐懼

確定肺部有腫瘤後，我就開始上網搜尋肺癌的相關資訊，也開始疑神疑鬼亂猜測，幾乎夜夜難以入眠。

我從當時搜集到的資訊，得知肺腫瘤有三種可能性：

一、良性（非惡性，排除癌症可能）。

二、惡性，也就是所謂的肺癌，但是屬於非小細胞肺癌，又包括肺腺癌、鱗狀上皮細胞癌、大細胞癌。存活率較高，存活期較長，若是第一期都還有很高的五年存活率。

三、惡性腫瘤小細胞肺癌，移轉速度快，不論腫瘤大小多以化療為主，搜集資訊中顯示這種肺癌存活率低，且發現到病發最多約只剩一年半的時間。

所以那種恐懼及心理上的壓力，絕不是文字或是言語可以表達出來的，所幸在軟弱中我接觸到主，我抓著祂不放手，沒有宗教信仰，我將無法承擔這種壓力，而這種壓力與體認，只要親自體驗過一次就會明白了。所以有吸菸習慣的星兒家長們請趕快熄掉手中的菸，即刻起為了孩子不要再吸一口菸。

當一個人面臨肺癌的威脅時，我可以很明確地說：「在腫瘤發現時，死亡的陰影就會跟隨著你，那是非常恐怖的事。而且你絕對不會想到自己，你會想到妻子、孩子，還有年邁的父母親及家人。」

尤其，我有兩個還在讀小學低年級的自閉兒，我根本不敢在他們面前掉一滴眼淚，都是白天看著手機及電腦裡的照片默默流淚，幾乎每天中午休息時間就在落淚。我心裡不斷想著：孩子該去哪裡？他們一定會找我，會想我一輩子。

加上那年夏天，大姐夫才剛因為胃癌而走了，所以那時候一聽到這個事情我也很擔心，萬一是「不好的東西」怎麼辦？萬一這一關我挺不過去，我的兩個孩子都還這麼小，到時候他們又該怎麼辦，能交給誰照顧呢？

我很後悔自己為什麼要吸菸，恨自己為什麼戒了幾次菸都因意志力不夠又再吸菸，同時，也開始打聽尋找可信任的醫療院所。

最後我與家人決定，若在南部就選擇高雄醫學大學附設中和紀念醫院，北部則選擇榮總，也恰巧都有掛到權威醫師的門診號碼。我一心只想著：不論是什麼就趕快治療，讓我能夠健康的繼續為孩子們來打拚，那才是最快樂的事情。

同時我也想到，如果這是發生在其他自閉兒家長身上時，他們該怎麼辦？如果我怎麼了，那臺東這群孩子還有誰會幫他們找經費、找醫師、找治療團隊、找老師來協助他們？還有「星光農場」已經起跑勸募了，這是這些孩子們的希望，怎麼可以將這剛點燃的希望之火給滅掉呢？滿腦子裡想的，都是這些無解的問題，內心真的非常恐懼與焦慮，所以我才會說「自閉兒家長是沒有資格及條件吸菸的」。

一切都是最好的安排

得知肺部有腫瘤之後，除了想辦法安置孩子之外，同時，我也開始準備求醫並尋求第二意見。在千頭萬緒，百感交集之際，我打電話給我大姐詢問她的意見，大姐立即幫我打聽了醫院。因為老家在高雄，於是九月十日晚上，我帶著檢查報告回到高雄，準備十一日到高雄醫學大學附設中和紀念醫院看診。醫師看了X光及CT片子後，立即安排二十二日後住院檢查及準備開刀，但我們決定還是等去了臺北榮民總醫院之後再做最後的決定。

九月十二日抵達北榮，原先預約的醫師出國了，由其他醫師代診，於是又約了十七日看診。我們最終討論之後，決定就在臺北榮總做進一步的檢查和治療。

九月十六號那天，我在父親及弟弟的陪同下到臺北榮總，十七號上午先到胸腔內科看陳育民醫師的門診，結果陳醫師說必須轉診到胸腔外科，下午由黃建勝醫師來做說明。

當天下午，黃建勝醫師在看了片子之後就直截了當說：「要切片後才能進行下一步的治療方法，切片需住院三天，如果切出來是良性的，你就可以出院，後續治療方式，我們再來看該如何處理。但如果是惡性的，我就不會讓你出院，你必須留下來準備開刀。今天你先回去，後續我們會盡快安排住院事宜，到時候會再用電話通知你。」

聽到這些話，那時心裡的OS是：「哇！好酷、好冷的醫師唷！」日後我才知道，這一切都是主的安排，而且是最好的安排。

那時候我的想法很簡單，還很「乾脆」的跟黃醫師說：「直接開刀會不會比較快？」沒想到，黃醫師反而非常嚴肅的跟我說：「一百個開刀的人，通常會有兩個人出不去。」建議我還是先做切片之後再安排後續治療計畫，而且切片很快就能夠知道化驗結果究竟是良性還是惡性了。

信仰給予力量

於是我與父親及弟弟分手，他們去火車站搭車回高雄，我則是到松山機場搭飛機準

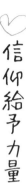

備回臺東。

當時真的感到好孤單、好恐懼、好無助，腦海裡一直不斷的想著，孩子未來該怎麼辦？去哪裡？他們還小呢！心中千萬個不捨，也想到協會裡一些孩子的臉孔，他們也會面臨這些問題。為什麼農場才剛募款就碰上這樣的難題，好多事情湧上心頭，心中除了恐懼還是恐懼。

從九月二日起到九月十七日，整整有半個月的時間，我恐懼到難以入眠，一個晚上總會醒來三次以上，一天幾乎睡不到四小時。所以這就是我為什麼一直期望家長們要戒菸的理由，因為那種恐懼不是一下子就會消失的，死亡的威脅只會讓你越想越害怕，所以家長還有資格與本錢吸菸嗎？

飛機抵達臺東後，才開手機就接到協同教會羅牧師的電話，他很親切的跟我說：「中光兄弟，我在教會等你，你趕快來。」

於是我立刻去教會，羅牧師跟我談了許多，並與師母按著我的肩膀禱告，雖然我們三人一直流淚，但心中卻覺得感動萬分。禱告結束後時間已晚，我就離開了教會，但是原本內心有一百分的恐懼與焦慮，一下子只剩下四十分，就從那一刻起產生了奇妙的變化，神真的給足了恩典，感謝主讓我抓著祂不放手，原來所有醫治均有這群自閉天使與神的安排，真的非常非常奇妙，若沒這群天使我不一定能得救。

回臺東等候通知住院那幾天，一有空我就去教會找羅牧師，並請羅牧師帶著我進行決志禱告。從決志禱告那天起，我耳邊一直響起一種旋律，我不知不覺地跟著哼唱著，我太太忍不住問我：「你怎麼一直哼著《奇異恩典》這首歌？」這時我才知道，原來這麼好聽的旋律是《奇異恩典》。

在隔天參加協同教會五十週年感恩音樂布道大會，也是那時候我才曉得，原來臺東基督教醫院是由協同教會的一群宣道士醫師所創建的。縣長太太一看到我就很熱情的抱著我，要我一切交給神，並且送我一本《如何領受神的醫治》小讀本。

但我總是忙著安排一些事情，一直放著都沒看，直到九月下旬終於接到榮總的電話，要我十月一日辦理住院。出發前一天，我又到了教會，羅牧師帶領著我禱告，臨行前他送了我一本《荒漠甘泉》的書，並要我每日讀一篇。

一連串的密集檢查

幾天後，接到榮總再次來電通知，原本安排下週住院切片將延後至十月一日住院，隔天再進行切片手術。所以十月一日那天，我帶著幾件簡單的換洗衣物北上就醫。

十月二日

隔天一大早，我兩位姐姐從高雄搭第一班高鐵上來臺北陪我。八點半左右，我們被帶到切片室進行衛教，等到十點半就輪到我了，當我躺在冰冷的儀器檯子上，內心充滿了緊張焦慮與忐忑不安。此時心中開始禱告，很奇妙的，不到幾分鐘我的心安定下來了，而且是充滿了喜樂，因為我知道我正在接受救治，大約一個小時就能結束了。

下午手術結束後，兩位姐姐就先回高雄了，剩下我一個人在病房。我忍不住一直想，不知道切片的結果究竟是好還是壞？如果是惡性，又是小細胞癌的話，我該怎麼辦？孩子們還這麼小，如果這樣，依據我所做的功課，看起來最多只有半年的時間而已，真的很是恐懼不安。

傍晚時，主治醫師的助理跟我說準備安排正子造影，這時我終於得到答案了：是惡性腫瘤！聽到這個結果宣布的那一剎那，我的腦子突然間有幾秒鐘的停滯和空白。因為非常害怕是小細胞肺癌，所以我屏住呼吸，緊張地繼續追問：「是什麼型態的癌症？」

張助理跟我說是非小細胞腺癌，這時才發現到自己不自覺的鬆了一口氣，真的是不幸中的大幸，感謝主沒有放棄我，就如同我們都不會放棄自己的孩子一樣。

很快的，黃醫師告訴我要安排一系列的檢查，例如：心肺功能檢查、腦部核磁共振、正子造影、心臟功能檢查……

十月三日

我還清楚的記得那天剛好是星期五，一連串趕進度的密集檢查正式展開。在做每項檢查時，我都默唸主耶穌救我，哈利路亞。因此，一切都在很平靜、很平安之下度過，感謝主一路守護著我。

做完檢查後，為了在最短時間內爭取時間開刀，各項檢查都是黃建勝醫師親自去拜託其他醫師，而且他還立刻去追著所有檢查結果看報告。感覺黃醫師在跟時間賽跑一樣，一直趕著拜託其他部門讓我插隊檢查。

衷心覺得他是一位很了不起的醫師，真正做到「視病如親」，我實在不知道該怎麼謝謝他才好。

十月四日

週六下午去上了術前衛教，聽完之後讓我感到非常驚嚇。原來手術後身上會裝胸腔引流管還有動脈針，同時，脖子上有靜脈針管，背部脊髓也有止痛器軟管，以及導尿管。雖然內心覺得十分恐怖與麻煩，不過這也是沒辦法的事，一直告訴自己，除了接受事實還能怎樣，也只能忍耐了。但那種獨自面對未知，不確定會生還是會死的孤獨感與恐懼感還是不斷地湧上心頭，尤其我非常擔心術後感染的風險，因為術後感染是會引發敗血症而死亡，可以說讓我害怕到極點。

十月五日

到了週日上午，黃醫師約了我家人做病情報告。在電腦螢幕上他解釋著病情，從影像學角度來向我們說明情況，並且還告訴我們，他計畫將肺葉切除，要我們樂觀看待，還輕鬆地說，若一切順利我可以活到七、八十歲沒問題。我心想，這真是太好了！這樣一來，我就可以做好多事情喲！尤其是星光農場一定要在我有生之年創立，並且建立起永續經營的制度，讓所有的家長及孩子們安心。

開刀前夕臨時喊卡

最後，手術的日期也確定在十月七日早上七點半的第一檯刀，差不多到了雙十節我就可以順利出院回家了。

話雖如此，但是當時我心裡感到非常惶恐也很害怕，因為還有最重要的檢查——「正子造影」還沒做，這項檢查預計在週一上午才會進行。

十月六日

到了週一上午，早上大約十點鐘左右，我被告知要進行正子造影了，因為要進行腫瘤定位及確認是否有移轉的情況發生，需要先注射藥劑，然後到旁邊黑暗的小小房間內躺一個半小時。

在這一個半小時裡我沒睡著，因為只要我眼睛一閉上，兩個孩子的身影一直不斷的出現，我也一直回想起與孩子相處的時光和他們從小到大的點點滴滴。以前老是覺得他們好吵、好煩，恨不得能有多一點能夠自己安靜待著的片刻，但此時此刻我卻害怕再也無法讓他們來煩我了。我也不斷的禱告，向主耶穌祈求祂守護著我，最後同樣在平靜中完成了檢查。

下午被帶去手術室埋背後的脊髓止痛器軟管，在手術室裡遇到一位榮民總醫院新竹分院的院牧楊先生，他已經埋好軟管出來了。我半是擔憂，半是好奇的向他詢問過程，他立刻握著我的手說：「我來幫你禱告。」我當時真的非常感動，就這樣，禱告後他告訴我：「耶穌很愛你喲！」我也回應他：「我真的有感受到主一路上一直在救贖我。」

下午四點多，我回病房後，焦急地問護理站有關正子造影的結果，以及明天是否可以進行手術。後來醫師助理跟我說，明天的手術可能會取消，等一下醫師會再跟你說。

當下聽到這個答案猶如晴天霹靂，心想是不是移轉了？為什麼不能開刀？到底發生了什麼事？一連串的問題沒有答案，頓時，我的情緒沮喪到極點。剛好改革宗長老教會宏恩堂的趙彩容師母，帶著一位年輕的家長，也是主內姐妹來到醫院看我。

這時，主治醫師通知我們，要我們去聽最新的檢查結果。黃醫師將電腦螢幕打開說：「在大腸接近小腸的位置出現亮點，很可能有另一顆腫瘤，一般來說，很少見到肺癌會移轉到大腸，但也有可能是大腸癌移轉至肺部，這是比較常見的情形，如果是這種情況的話，就是大腸癌第四期。」我頓時感到五雷轟頂，眼前突然一片黑，整個人彷彿掉入絕望的深谷。

不過醫師又接著說：「但是根據切片結果，肺部是原處所生長出來的惡性腫瘤，不是從他處移轉過來的，所以很可能是兩個不同的癌症。因此，我們必須弄清楚這兩者是否有關係，因為這關係到未來的治療方式。最好的情況就是兩處是不同的癌症，這樣問題會比較容易處理一些，可以透過開刀解決，所以要盡早安排大腸鏡檢查，這樣後續就知道該怎麼應對和處理了。」

醫師說完這些，我心中的大石頭終於可以放下來了。回病房後，趙師母要我安心，她告訴我：「主一定有祂的指示與安排的。」

我們就一起在病房禱告，趙師母回去後，我心想，這一定是主要將我的身體一次整個醫治好，這個時候開始，我完全沒有絲毫的恐懼了，因為我清楚主在醫治我的身心，感謝主。

他們離開後，我打電話給大姐，她說搞不好嚴重的是大腸，是因為肺的腫瘤而讓你發現另外一個癌，想開一點或許這是神的安排。

電話才剛掛上，縣長夫人小燕姐就立刻打電話來，詢問我目前的狀況。我如實告知，聽得出來電話那端的她好緊張，很急促地說：「孫爸爸我們來一起禱告，這一定是神化了妝的祝福，要相信神，交給神。」

心情像洗三溫暖

原本是住兩人病房，因為手術時家人會上來陪我，因此，三天前我就申請改為單人病房了。

十月七日

週二中午就被通知，準備開始吃瀉藥清腸胃，並開始禁食。我依然不停地禱告，因我相信主一定會救贖我的，不然不可能讓我在毫無症狀的情況下，找到這顆小於兩公分的腫瘤，況且還是在臺東找出來的！

下午被通知換病房，一進病房沒多久，大姐跟我說：「你看！窗外有彩虹呢！」我第一個念頭就想起，孩子們跟我在臺東海邊一起追著彩虹的景象。我真的好想孩子，好想好想他們，好想回家！

剛剛和兩兄弟的導師聯絡，詢問他們最近在學校的情況。老師說午餐時發水果，阿湛說要留給爸爸吃，發冬季制服時，阿策說要給爸爸看，聽了之後好想回家抱抱他們，我的淚水像瀑布一樣不停的往下掉。阿策、阿湛，爸爸好想好想你們，思念之情好難熬，但是為了將來，我一定會撐過這一關。

於是我立刻把彩虹拍下來，同時把我的心境及照片貼在臉書上。很多朋友及主內兄弟姐妹都說，看到彩虹就表示神應允了你，這時我才上網查經，也才真正了解彩虹所代表的意思。

十月八日

下午一點半，進入檢查室進行大腸鏡檢查，麻醉起了作用後，我很快就睡著了。

我記得醒來第一句話是：「我還有兩個小一、小二的自閉兒，他們怎麼辦？」

我大姐立刻叫著我的名字，等我稍微恢復清醒後，我緊張的問她：「結果怎麼樣？」她告訴我，醫師說腸子很乾淨，什麼都沒有，連息肉都沒看到。

我感到訝異、懷疑和不可置信，我再三追問大姐：「真的嗎？怎麼會這樣？」她說她也一直問醫師，但醫師說確實都沒看到任何異狀。

傍晚時，黃醫師到病房說：「已經幫你安排好明天早上第一檯刀。」

我們問他關於大腸檢查的問題，他笑著表示：「確定沒異狀了，一般來說，誤診的機率是百分之五，而你剛好就是那百分之五的誤診。雖然值得慶幸，不過，肺部的手術還是得盡快進行比較好，所以明天會依照計畫開刀。」

昨天因為太想念兩個孩子，致使情緒低落到大哭。沒想到，我們臺東縣縣長夫人小燕姐代我跑去學校探望這兩兄弟，還拍了很多和孩子們互動的照片讓我安心，我心中倍覺感激與溫馨。明天我即將要進入手術室了，看到這些照片使我充滿了動力，我們不久後將會在臺東見。

這時我真的好高興，很期待明天趕快來到，這樣我就能早一天回家看孩子了。感謝主，哈利路亞！

一定要讓我看到明天的太陽

十月九日

早上七點十分手術室推床過來了，我滿懷信心和喜樂一直默禱及默唸哈利路亞，一點緊張的情緒都沒有，因為我知道我將得醫治。大姐陪我進入手術室一道門後，站在我床邊要我繼續禱告，之後我就被推進去手術室了。

也許是因為，懷抱著無論如何我都要活下去的信念，我還記得裡面的護理師還很好奇的跟我說：「別人開刀都是憂心忡忡、滿臉愁苦的表情，你怎麼看起來一點都不緊張，反而還那麼開心的樣子？」

因為我心裡不斷的想著，只要趕快開完刀，早日恢復，我就可以早點回家看小孩了，這當然是一件值得高興的事。

上到手術臺後，真的覺得好冷，不過，很快我就睡著了。

醒來的第一句話就是「好痛」，接著就看到我大姐、二姐，還有弟弟都陪在我身旁。他們告訴我，有看到割下來的腫瘤是白色的，大概跟花生米大小（一．四×一．三×一．〇公分）一樣吧！醫師說手術很順利，我總算放心了，接著就被推進加護病房觀察。

在加護病房裡，包括我在內一共有四張床。對面兩位躺在床上都沒動靜，偶爾看到護士在進行抽痰，左邊那位是因食道癌開刀也是靜靜的躺著。

下午二姐和弟弟進來探視半小時之後離開，晚上我體溫上升到三十八度，術後感染的陰影一直籠罩著我，讓我感到很害怕。護理師跟我解釋發燒原因，再痛我也要拚命咳痰，因為我要活著回去！

凌晨有位患者在加護病房內離世了，聽到家屬們悲戚的哀號聲，心中好難過。那時候，我受到很大的衝擊，讓我幾乎整晚睡不著，躺在病床上想了很多。**生命的長短不是我們所能控制的，我們該做的就是把握活著的每一天**。可是又想到，如果我挺不過這關，我的孩子還這麼小，他們怎麼辦？他們能夠依靠誰活下去？我是不是該調整步伐，全心全力打造一個屬於他們的園地？出院後，我絕不浪費生命，會把握每個活著的日子。我從來沒有如此強烈期盼，祈求老天一定要讓我看到明天的太陽！

十月十日

國慶日上午十一點多，看到黃醫師休假還特地到加護病房來看我，然後跟我說可以轉普通病房了。我真的好高興，因為這表示：我離家愈來愈近了。

回到普通病房後，大姐、二姐和弟弟輪流從高雄搭高鐵到臺北來照顧著我，手足之情溢於言表。我開始練習下床走動，並且試著和幾位病友一起在中庭散步和運動，大家也互相打氣，彼此祝福。在聊天的過程中我了解到一個事實，原來大部分肺癌，包含肺腺癌的男性患者都有吸菸的習慣，所以抽菸的人確實是罹患肺癌的高危險群。我在與病友們交流時，都會將我的治療經過分享給大家，而大部分的男性病友都是先進行化療，讓腫瘤縮小後才手術切除。我想神真的很愛我，所以才能意外發現這顆腫瘤。

十月十三日

隨著身體漸漸復元，術後第四天，我身上所有的管子全部拔除，疼痛感也漸漸消除了。觀察兩天後，十五號那天，我們好幾位同期病友都在當天同時出院，大家互道珍重，互留電話後就離開醫院了。

我同時也和醫師約了兩週後要回診拆線，並聽取術後病理報告，以及是否需要進行後續的治療計畫，例如放化療等。

出院後，父母親非常不放心，要我回高雄家鄉讓他們幫我調養，就這樣，我跟著大姐和弟弟回到父母家，每天過著規律的生活，每晚看著手機內孩子的照片。從他們出生後，我們未曾分開過這麼久，思念真的會使時間過得更慢。

十月二十九日

手術後，在高雄父母家調養，直到二十九號才回臺北榮總拆線及看報告。

感謝主，拆線一切平安順利，病理報告為肺腺癌第一期，不用後續放化療。真的感謝主讓我這麼早期就發現，又遇上那麼好的醫師，爭取最短時間內手術。

醫生幫我拆線時，還不忘仔細叮嚀我：雖然不需吃藥，但是前兩年還是每三個月就要定期回院追蹤檢查，而且要配合適度的運動和休息，好好調養身體。

能夠順利完成手術，除了要感謝醫師和所有醫療人員的辛苦治療，讓我及早恢復健康；我深深覺得，這是我的小孩救了我。沒有他們，我不會這麼快發現我的身體有狀況，這麼早就能檢查發現我得到肺癌，並且及早進行手術治療。

2

我們的故事

我從小就因為青光眼，前後開了四次刀，八十六年青光眼復發，右眼再開第五次刀，卻在三、四年後，右眼視野日漸變窄，幾乎只剩下一隻眼睛的視力。結婚生子後，兩個兒子先後被診斷為重度自閉症，太太因為產後憂鬱，加之無法承受兩個兒子的情況，整個人的情緒陷入崩潰，因而得到重度憂鬱症。

而我在五年前，被診斷出罹患了肺腺癌，幸虧及早發現，立刻進行手術切除，術後觀察沒有轉移擴散，也不用放化療。從發現罹癌到開刀治療，一路走來，幸好有主和許多親友陪伴我、鼓勵我，並且給予我無限的支持、安慰與力量，讓我能夠再次看到明天的太陽，堅強勇敢的走過來。

僅剩一隻眼睛的視力

我的家鄉雖然是在高雄大寮，不過其實我是在臺北鶯歌出生，後來全家又跟著父親搬到龜山的宿舍，一直到六歲以前，都是住在北部，之後因為父親工作調職的緣故，我們才舉家搬到高雄。

我出生才三個月大的時候，每次父母抱我出去曬太陽時我都大哭。父母的一位朋友在某家醫院擔任護士，她跟我父母說我眼睛有問題一定要帶去檢查，檢查後發現，我確實罹患了先天性青光眼。我父母帶著我四處求醫，想盡一切辦法要把我治好，在我未滿一歲的時候到臺大醫院開第一次刀，結果只有左眼成功了，右眼則需繼續點眼藥水來控制眼壓。

由於當時對醫療資訊的匱乏，而我又持續每天點眼藥水，在五十多年前的那個年代，認為就是沒醫治好。而且那時候還沒有慢性病的觀念，父母親一直擔憂著我的將來，還用負面思考做最壞的打算，擔心我將來若失明誰來照顧我。於是他們決定再生一個孩子長大後準備照顧我，三年後弟弟就來到世上了，這真的是天下父母心，但是萬一我真的失明，是不是對弟弟非常不公平，可能他這輩子會因為我而失去很多，甚至包括成家。

我想，很多自閉兒的父母也是有著相同的心態吧！

隔年我還是到臺大醫院，由當時才剛從美國回臺的洪醫師主刀，前後總共動了兩次手術，不過還是需要靠點眼藥水，來控制和降低眼壓，維持視力不會繼續惡化，不過在我高三時，洪教授逐漸減藥之後，我就沒有再點過眼藥水了。

青光眼是因為眼球內的液體（又稱為房水）無法順利排出，造成眼壓升高，壓迫視神經，影響視力和視野，同時會因眼壓升高造成角膜內皮細胞壞死，導致角膜功能損壞。而青光眼患者的視野比較狹窄，看東西時只能看到中間部分，光感也比較低，嚴重者甚至還會失明。開刀則是為了讓眼球裡的房水順利排出，以免眼壓過高，傷害視神經，造成失明。

民國八十六年，我的青光眼突然復發，那時我已經三十一歲了，自從公職考試後就一直在臺東服務。當時在臺東的眼科檢查出眼壓高達四十四毫米汞柱，一般正常眼壓大約介於十二～二十毫米汞柱之間，急性青光眼發病若不及時治療壓低眼壓，則可能會在短期內造成視力的傷害。

所以我立刻打電話給洪醫師的助理，他要我請眼科醫師開一種叫做 Diamox 的口服藥，不過當時診所沒有，醫師開了藥單讓我去藥局找，洪醫師的助理並要我明天立即到臺北。我猜想可能要住院開刀，所以收拾了簡單的換洗衣物和行李，隔天隻身一個人到臺大醫院辦理住院。

好像是住院第二天還是第三天，打電話告訴母親我人在臺大醫院，原本只是想跟她說一聲而已，沒想到母親卻立刻從高雄趕到臺北來照顧我。住院第三天，當時已經是教授的洪醫師，利用當時相當創新的醫療技術，在我眼睛裝一個管子將房水排出，而我是全亞洲第四個裝這種管子的人。

意外的是，開完刀後洪教授竟然不讓我出院，我整整躺了兩個星期左右。雖然青光眼的問題暫時解決了，但由於我的右眼一共開過五次刀，視網膜變得很薄，有剝離的情形產生，醫生討論著是否要施打類固醇治療而分成兩派意見，最後還是決定施打，而我也從原來清瘦的體型變胖了不少。母親陪著我在臺大醫院住了一個月，最後她還特地送我回臺東。

眼睛前後經歷過這麼多次的開刀，總以為此後應該平安無事了，但是生命中的意外，卻遠比我們想得還要多。三、四年之後，我的右眼視野愈來愈狹窄，光感也很低，只剩下一隻眼睛的視力。

天上掉落的星兒

阿策是民國九十五年八月四日出生的，也是我剛結婚的第二年。我和許多初次為人父母的心情是一樣的，在孩子出生後，對於孩子未來的教育，有著各種美好的想像與藍圖規畫。

我在心裡默默打算著，以後等他大一點之後，要讓他去學英文、學鋼琴，或者是美術畫畫之類的才藝。想著等他以後大學畢業了，如果能力許可的話，也要像姐姐的孩子一樣，送他出國去念書，讓他可以在更好的環境中學習，接受更高的教育。

可是阿策一直到一歲七個月大的時候，還不會開口說話，也不看人，甚至我們叫他，他也不理你。

帶去臺東馬偕醫院復健科檢查，醫生告訴我們阿策是發展遲緩。在臺東地區到處問也問不出所以然來，可想而知，在臺東有特殊兒童的家庭是多麼的無助啊！

那時候，臺東在早期療育這方面的相關醫療資源非常少，只有復健科，**沒有兒童心智科，更沒有臨床心理師**，唯一能做的就是物理治療和職能治療，可是坦白說，治療了半年左右，成效相當有限。後來經由大姐介紹，我們去高雄長庚醫院兒童心智科看周文君醫師的門診，結果掛不進去就改看周妙純醫師。

當時周醫師很訝異的問我：「怎麼跑這麼遠來求醫呢？如此明顯是自閉症，臺東馬偕醫院為何沒開重大傷病卡？為什麼臺東沒下診斷去申請身心障礙手冊？」

我告訴她，臺東都說是發展遲緩，安排職能、語言、物理三項治療，每週各半小時的課程。頓時，看到周妙純醫師一臉疑惑及難以置信的表情，我被她驚訝的表情嚇了一跳，心想：「不是就這樣治療嗎？」

接著她詢問我孩子有無上臨床心理師的課程，我反問：「什麼是臨床心理師？」

我看得出周醫師更疑惑了，她問我孩子平時在臺東哪間醫院做療育課程，我告訴她，臺東只有兩家有做早療，這兩家我都有帶孩子去上早療課程。周醫師接著詢問：「你一個月可以帶孩子來幾次？」我什麼都沒概念就脫口而出兩次。

她很急切拿起電話，聯絡當時在長庚服務的謝玉蓮臨床心理師（現職高雄市繪星心理治療所所長）。電話中，周醫師說我這裡有一位臺東來的家長孩子是自閉症，妳務必一個月安排兩次課程給他孩子。

就這樣，謝老師就安排她中午休息時段給我們，因為她所有的課程時間都排滿了孩子，所以就把中午那將近一個小時的時間給了我們。

也就是這樣，我才發現臺東和高雄落差是多麼的大。

震撼的第一堂課

當我帶著阿策上謝老師的第一堂課時，我只能以震撼來形容所看到的情形。我們進去一間小教室，當時阿策除了不理人之外，外顯行為還有點過動，阿策一直往教室的窗戶邊跑，此時玉蓮老師問我：「把拔，你現在要怎麼讓阿策過來呢？」

我說用叫的沒有用，因為阿策不會理人的，就只能直接把孩子抱過來。玉蓮老師說把拔你看我怎麼做，我看到阿策竟然好像聽得懂老師要他做什麼，老師用玩的方式，輕鬆的把阿策帶過來了，我當場簡直是驚呆了，這種課程我第一次上，這時候我了解了什麼是臨床心理師，而臨床心理師對這類孩子是多麼的重要，也就是在這一堂課中讓我知道臺東早療環境缺的就是這種專業課程。

因為那時候的阿策完全不會講話，沒有口語表達的能力，我們常常因為不曉得他到底想要做什麼而感到挫折和無力。謝玉蓮心理師跟我說：「把拔，你要記住孩子不是沒有感覺的，他會用他的方式來表達，你必須要改變一些想法與教法……」

我聽到心理師的話之後，不由得激動得掉下眼淚，因為直到那時我才第一次真正了解，**原來阿策不是對外界沒有「感覺」和「反應」，也不是沒有「想法」和「需求」**，只是他表達的方式和一般人不一樣，我們沒辦法了解他而已。

我永遠記得要轉診高雄長庚時，為了要帶病歷過去以便協助長庚的醫師正確地做出診斷的情況。當我進入臺東馬偕醫院復健科門診時，我很誠懇的向主任說明，想帶孩子去高雄長庚醫院聽聽那邊的專科醫師怎麼說。萬萬沒想到，當時主任直接跟我說，你兒子就是發展遲緩啊，你去那邊也是毫無意義，沒有什麼作用的。

我跟主任說，孩子是我的，我有權利選擇去哪看病，請給我孩子的病歷。他見到我這麼堅持，就跟護理師說，給他今天的病歷就好。當時心裡真的很難過，難道臺東的孩子及家庭就要這樣自立自強嗎？

兩個月後，長庚醫院的醫療團隊建議我們，要阿策持續進行團體行為治療一段時間，情況才能有所改善。同時醫院也安排我們辦理日間住院，參加醫院臨床心理師的治療課程。週一到週五讓阿策在醫院上課，我可以利用時間去上家長的諮商課程，學習如何照顧孩子。

當時我還在法務部矯正署泰源技能訓練所任職，為了把握孩子的治療黃金期，我毅然決然的申請了留職停薪，也讓孩子先從康橋幼稚園休學。

於是我就這樣帶著他，每個星期往返臺東和高雄就醫長達五個多月。平時週一到週五我們在醫院上課，週五下課後吃完飯，我們再一起回臺東和太太以及小兒子阿湛一家人相聚共度週末，在臺東一直待到星期天再回高雄。

記得第一次要出發去高雄上課前，我們還在臺東家裡時，可能是因為捨不得我們一家子要分隔兩地，也或許是因為惶恐不安，我太太因為心疼難過而哭了，結果她一哭，小兒子也哭，弄得我一邊安慰他們，也忍不住跟著一起掉眼淚。

就這樣密集的上了將近三個星期的課之後，我們再次看到令人驚訝與感動的成果。有一天在我們結束課程之後回臺東，才剛到家，沒想到阿策突然間開口說：「媽媽，我回來了！」可想而知，我們夫妻兩個人當時激動到哭了，可見專業的早期療育的確是有其效果的。

漫長的環島就醫路

不過，那一年恰巧碰上了莫拉克颱風，也就是大家所熟知的民國九十八年的八八風災，造成了南迴鐵路和南迴公路中斷，也讓臺東宛如一座孤島。

在不得已的情況下，我只好暫時先向長庚醫院請假，可是因為後面等著要辦理日間住院的孩子還很多，如果長期缺課，恐怕位子會由後面排隊候補的人遞補上。

為了孩子的治療，我只能不管不顧風災過後的危險路況，強忍著對阿策的不捨，在早上六、七點左右，從臺東開車載著還在半夢半醒間，一臉睡意且懵懵懂懂，還包著尿布的阿策一路奔馳北上。從花東縱谷翻山越嶺，繞過蘇花公路、穿過雪山隧道，然後經由北二高，再轉而南下回到高雄父母家大寮。

而這條漫長的就醫之路，可以說幾乎是繞了臺灣一大圈，從清晨到黑夜，足足開了十六、七個小時之久。

一路上，我只能趁阿策還在熟睡之際把車開得飛快，在路過初鹿的便利商店時，簡單買了麵包和礦泉水當做早餐，以及一些可以讓阿策在路上吃的點心，然後邊開車邊啃麵包。開到花蓮後，看到加油站時停下來幫阿策換個尿布，也順便休息一下。

可是在過了太魯閣之後，蘇花公路因為颱風過後落石坍方，隧道前有怪手正在清運落石，所以道路封閉了至少一、兩個小時之久。這時候的阿策雖然很乖，一路上不吵不鬧，可是遇到車子卡在路上動彈不得，前後又都有車子排隊等著通車，他也不免開始躁動，哭叫了起來。

當下的心情真的是倍覺無助和孤單，想哭也哭不出來。想著我們和大家一樣安分守己的繳稅、繳健保費，可是為什麼東部的人竟然在醫療資源上如此匱乏，而我們只能無奈的接受這一切？為了安撫他，只好趕緊將早上帶出來的奶粉，沖泡牛奶給阿策喝，哄著他吃了點東西。

到了宜蘭要上雪隧前，又幫他換了次尿布，再從北二高南下。開了大半天，其實已經有點睡意了，只好在石碇停車買了口香糖，希望咀嚼的動作能夠讓我保持清醒的開車。

開到中壢實在是受不了了，因為時間已經是傍晚四點多，只好和阿策兩個人都在休息站睡了一下，養足精神。醒來之後已經是五、六點了，我們吃完飯休息一下，也讓孩子出來跑一跑。坐了一整天，他大概也很不舒服，於是完全不受控的在休息站跑了起來。之後我們就一路開到高雄，中途完全沒停車，可是一到家洗完澡之後，卻也是撐不住的倒頭就睡。

事後回想，當時我一邊開車，一邊看著他睡在副駕駛座安全椅上的可愛模樣，忍不住紅了眼眶，一方面既覺得心酸，另一方面又覺得阿策比起很多孩子來說，其實他算得上是很幸福的。

從臺東要到臺北或是高雄，一般來說多半都是自己開車的比較多，加上當時普悠瑪還沒有通車，南迴則是經常坍方，臺東其他的自閉兒家長，或者說花東地區的家長，不是所有人都有這個時間和能力可以帶孩子去高雄或臺北治療和復健的。

如果用早療資源的級距來形容和比喻，臺北可說是天，高雄是地，那麼，臺東根本就是地獄。也因此，才讓我興起了要將早療的醫療資源帶進臺東的想法。

如今，十年過去了，阿策今年已經十三歲了，也在今年秋天進入國中就讀，成為他有點兒抗拒長大，抗拒變成的「青少年」。

往事歷歷在目，當年八八風災後痛苦的記憶，還有那條漫長無比，從白天開到黑夜的環島就醫之路，所有的一切清晰得好像是昨天才剛發生的事一樣。

接二連三的打擊

我的小兒子阿湛則是在九十六年十一月二十八日出生的，他們兩兄弟的年紀相差一歲多。從沒想過，在阿策被確診為自閉症的隔年，他也被醫院診斷出自閉症。

而我太太因為無法承受這樣的事實和打擊，讓她整個人徹底崩潰了，因而得到重度憂鬱症，而照顧她和兩個兒子的責任自然也都落在我肩上，也是因為帶她去臺東馬偕醫院身心科就醫，才因此認識了楊重源醫師，從此以後，我們家和楊醫師也結下了不解之緣，我和他後來也成了好朋友。

當兩個心愛的孩子先後被診斷為重度自閉症，我從心底深深覺得人生至此真的很悲哀，也曾埋怨過老天，為什麼連一個健康的孩子都不給我？

直到後來罹患肺腺癌，在臺北榮總治療的那段時期才突然領悟：如果有一天我「怎麼了」，那麼兄弟兩人同時被安置在機構，也會一直在一起，一輩子永遠不分開，也不會有家庭被拆散的感覺。

不過，我的原生家庭中的長輩們，因為不了解，一開始都認為是我們「不會教小孩」的緣故，所以才會讓孩子變成這樣。

根據我這幾年下來的接觸和了解，自閉症是一種腦部功能受損而引發的廣泛性發展障礙，所以自閉症的孩子在社交、溝通、語言和行為上會比較有困難，通常在三歲前會有一些症狀是可以被診斷出來的。雖然造成自閉症的原因目前在醫學上還沒有定論，不過絕不是因為父母的教養方式所造成的。

由於大多數人多半都不了解自閉症，家人也不知道該如何和自閉症的小孩相處，所以我的兩個孩子很少出席家族聚會的場合，加上我父母的年紀較大，彼此住的地方距離又遠，因此和孩子們間的互動也並不十分熱絡與親近。

心在淌血的剖白

父親年輕時是一個人跟著他舅舅從南京到臺灣來的，在那個還沒開放兩岸交流的年代，大陸的親人音訊不明，生死未卜，再加上離開大陸前，父親還背負了我祖母臨別賦予他「傳宗接代，延續香火」的重要使命，所以父親的觀念其實是很傳統的。

我是家中的長子，雖然從小因為眼睛的問題，讓父親頗為遺憾，不過父母親也曾說過，慶幸有再生了弟弟，如果萬一我的眼睛無法治好，起碼還有手足兄弟可以照顧我。

阿策是長孫，父親自然是對他寄予厚望，但是自閉症的確診，不僅我們夫妻深受打擊，對父親來說，似乎也是一種無法言說的心底傷痛。

因此，我父親後來對於弟弟的小孩較為疼愛，對他們的聰明伶俐更是讚譽有加，反而對於我家那兩個情緒容易失控，頑皮好動又經常闖禍的「兩頭牛」表現得很無奈。就連回大陸祭祖，也是帶著弟弟的孩子回去，卻從未開口要帶我的兒子去祭祖，我明白父親在想什麼。

有一次我回高雄，剛好只有我和父親兩個人單獨在客廳，我想了很久，為了要讓父親安心，不必過於顧慮我的感受，我強忍著眼淚，語重心長的告訴父親：「我家這兩個孩子已經沒希望了，所以弟弟的孩子要好好栽培，千萬不要太過溺愛。」

那時候，我是以一個兒子的身分，同時也是以一個爸爸的角色在跟我父親說這些話。

雖然表面上看起來我表現得極為平靜，但其實心中的情緒很複雜，實在難以言喻……

要一個身為爸爸的人，向別人承認自己的孩子是這種情形，即使是親如自己的父親，那種內心的糾結、矛盾、掙扎和苦悶不斷在我心頭翻湧，而苦澀的感覺更是如鯁在喉，我想我一輩子都忘不了那種「心在淌血」的感覺。

幸好，這些擺在心裡許久的話說出口之後，父親總算也能釋懷了。我們終於能夠放下，放過自己，也放過彼此了。

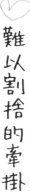

難以割捨的牽掛

在檢查得知肺部有腫瘤之後，我第一個念頭是，孩子要安置在哪裡？有誰可以幫我？孩子的媽重鬱症又復發住院了，父母親都八十以上了，兄弟姐妹各自有家庭，而且分散在不同的地方，孩子不見得願意去，他們也無法了解孩子，恐怕會造成很多問題。安置機構孩子能馬上適應嗎？而且機構有能力及人力應付他們嗎？真的倍感無助與心酸。

所幸在我南北奔波檢查的期間，孩子們就讀的幼稚園園長呂秀蘭女士，幫我把兩個孩子帶回家中照顧，阿策和阿湛兄弟又跟他們全家都熟悉，因此是最好的安置處，如果今天是發生在其他星兒家庭呢？這將會是最可怕，也最無法解決的最大難題。

和家人討論之後，確定要在臺北榮總做進一步的檢查和治療。我打算先回高雄老家看看父母，再從高雄北上到榮總看診。在出發前往高雄的前一天，趁著孩子們熟睡時，偷偷在他們臉上親了一下。

默默對著睡著的孩子們說：「明晚爸爸就不在你們身旁睡了，爸爸一定會很想你們的，你們一定要乖喲！不能太想爸爸，你們要慢慢的學習獨立，爸爸是最最最愛你們的。爸爸很快就回來了，你們一定要乖，要聽阿嬤的話，不能吵著要找爸爸喲！加油！我的孩子們。」

「我親愛的孩子，我每生每世都要當你們的爸爸，我們就這樣約定唷！誰都不能失約喔！」

住在高雄老家的那晚，想著前一晚弟弟阿湛還抱著我睡，第一次沒有孩子在身旁，自己一個人睡好不習慣。而且莊主任還特別打電話告訴我，弟弟一直吵著要找我，阿策很棒，還會一直安慰弟弟。

聽了莊主任的轉述後，我鼻子好酸好酸，不知不覺中，眼淚禁不住的直落下。爸爸何嘗不是很想你們這兩個心頭肉呢？可是也為阿策的「長大」和「懂事」感到驕傲與安慰，很想跟他說：「阿策你真的長大了，我們都要加油喲！爸爸最最愛你們喲！爸爸回家後再抱著你們倆一起入睡，爸爸好想你們喲！要乖乖的喲！」

「阿策，不論將來如何，你們兩兄弟不能分開喲！雖然爸爸還不能回去看你們接你們回家，不過爸爸會求主耶穌守護我們，早日讓爸爸健康平安回家接你們一起回家睡，爸爸是最愛你們的。」

在搭火車從高雄北上時，我終於深深體會到什麼是父子連心了！

我掛念著兩頭牛，他們也是掛念著我，這就是父子連心。好想我的兩頭牛，是你們陪伴爸爸，感謝你們給爸爸這麼快樂的日子，你們是我永遠的心肝寶貝，爸爸愛你們。

雖然以前有時覺得你們好吵，但是現在爸爸好想你們的吵鬧聲，爸爸發現好愛你們兩兄弟，是爸爸離不開你們，真的好想好想好想……

我最珍貴的天使

自從有了這兩個孩子，我時常聽到別人對我這麼說：「孫爸，你帶這兩個小孩，真的是很辛苦。」不過我從來不認為這是辛苦，反而覺得這兩個小孩在我的生命中，其實是扮演著「天使」的角色。

如果不是阿策的那句話，我不會毅然決然的戒菸，就這麼說戒就戒掉抽了三十四年的菸，改變了大半輩子的習慣。若不是阿湛突如其來的「飛踢」，我也不會在我身體沒有什麼異狀的時候，這麼早就發現我的肺部有腫瘤，在這麼早期的時候就能進行肺癌的治療。

如果沒有這兩個孩子，我今天不會做這麼多事，因為我把對他們兩個的愛，擴大成大愛，去幫助更多像他們一樣的孩子。也因為他們，我現在的人生座右銘就是：「莫等閒，白了少年頭，空悲切。」

我也常常跟自己說：「生命的長度是有限的，寬度卻是無限的，**早療只是起手式，治療是有一定的極限，因此不能把所有的希望都放在上面**。」所以往後我要做的事情真的還有很多、很多。與其把時間浪費在怨天尤人、長噓短嘆，或者是在同溫層裡彼此安慰、互相取暖，倒不如趕快把握有限的時間，為孩子，為他們的將來多做一點打算。

之前民視記者採訪時曾經問我：「孫爸，你碰到這麼多事情，為什麼還可以這麼樂觀、充滿朝氣和活力？」

而我的好友楊重源醫師也曾經開玩笑的跟我說，全臺灣找不到像我這麼「衰」的人了，我大概是他唯一認證可以自殺的人。我聽完之後大笑回應他：「能夠得到身心科醫師『認證』具有自殺資格的人，天底下應該也只有我了。」

其實，碰到這些事，除了面對和接受，真的沒有其他辦法了，與其說我是天性樂觀，倒不如說我是想得開。我碰到有些家長遇到這樣的情況，常常不願意面對現實，甚至不願意去談孩子的教育和教養，更遑論是孩子的將來。

以前我也曾經感嘆過：為什麼老天連一個正常、健康的孩子都不給我？直到後來在榮總開刀住院的那陣子，看到安親班的莊璨瑜主任幫他們兩兄弟拍了一張照片，兩個人手牽手一起在路上走。那時我才突然領悟：如果有一天我離開了，那麼兄弟兩人同時被安置在機構，也會一直在一起，一輩子永遠不分開，也不會有家庭被拆散的感覺。幸好老天給了我兩個這樣的孩子，讓他們可以彼此陪伴，永遠不寂寞。

所以我也相信，所有的事都是老天安排好的。如果今天我的另一半是正常健康的狀態，大概沒有辦法容忍，因為我幾乎把所有的時間和心力，完全放在協會和這些孩子們身上。也正因為我太太生病了，所以不會干涉我太多，我才能夠去成就這麼多人，做這麼多事。對我來說，她只要能把自己照顧好，就是對我最大的幫助和安慰了。

3

為什麼是自閉症

得到癌症後，讓我不得不去認真面對和思考，將來孩子們長大了，離開學校之後，他們該何去何從？又或者有一天，我們做家長的先走了，那麼這些毫無生活自理能力的孩子們，以後該如何面對未來的人生？他們的路又該往哪兒走？

於是我在很多人的幫助之下，先後成立了「臺東縣自閉症協進會」和「社團法人臺灣自閉兒家庭關懷協會」，並且將早療的資源和優秀的醫療團隊帶進臺東，讓早療的種子得以在臺東生根發芽。同時也讓星兒們能夠靠自己的能力站起來，努力不成為社會和家庭的負擔。

我該對我的玫瑰負責

在世界名著《小王子》裡頭有這麼一句話讓我印象極為深刻。

小王子說：「我該對我的玫瑰負責。」

而世人都說，孩子的到來，有時候是報恩，有時候是討債。我們的孩子們，是來討債，還是來報恩呢？

我寧願相信，他們或許是幾世前我們的父母，曾經辛苦的養育我們，現在的到來，是讓我們報恩，成就我們這一生的善行。

因此，身為星兒們的家長，**不能轉身，不能轉開，只能轉念，為他們轉出一條路**。也讓他們**為自己轉山，轉水，轉動未來**。

在我聽到孩子確診是自閉症的當下，卻仍然表現得非常「鎮定」的面對。對此，醫師也曾感到非常訝異。其實，在醫師告訴我這個消息之前，我多少也有點心理準備，雖然心中依舊難過，但既然事情發生了，那麼我只能勇敢面對，盡力改變，努力想辦法解決。

自閉症是一種腦部功能受損傷而引發的廣泛性發展障礙，通常在幼兒三歲前，大多會表現出可以診斷的症狀。自閉症發生的機率大約每一千人中有六名左右，男性患者的比例約是女性的四～五倍。自閉症發生的成因目前醫學上還沒有定論，但可以確定的是，**絕對不是因為父母的教養態度所造成的**。

以目前的醫療技術來說，自閉症無法完全治癒，只能依照每個狀況不同的孩子，在他們不同的成長時期請求各種專業的醫療單位給予陪伴、支持和諮詢，讓他們在面對新的問題和環境時，可以去適應，融入社區生活。

當初兩個孩子先後確診都是自閉兒時，我曾經覺得很悲哀，不斷地自問：「老天為什麼連一個健康的孩子都不給我？」

直到後來，我罹患癌症的那段期間才豁然開朗，原來一切都是上帝的恩典。

如果一個是健康的孩子，另一個是自閉兒的話，那自閉兒豈不是會拖累健康正常的兄弟手足？又或者是自己一個人在機構內孤單寂寞的過一生呢？所以說，他們兩個真的是上帝的恩典，也是我最甜蜜的負擔。

想給他們的是快樂

由於自閉症患者天生就有人際互動的社交障礙、語言障礙和重複性的動作，以及固著行為，有的自閉症患者甚至還會有一些暴力行為。

一般人因為對於自閉症不甚了解，常常會覺得他們好像不屬於這個世界，不屬於這個星球，所以自閉症患者才會被大家稱之為「星兒」。

他們兩兄弟從小就喜歡拿著筆畫畫，剛開始也是讓他們在紙上畫，可是他們常常不知不覺就會超出紙張的範圍，不小心畫到桌上或是地板上，畫著畫著，不知道從什麼時候開始，就在家裡的牆壁和地板上畫畫了。

很多治療師及老師曾經告訴我：「孫爸，你應該不要讓他們畫在牆上。」

我心想，我們每個人小時候不也都是喜歡在牆壁上塗鴉畫畫嗎？反正地板髒了可以擦，牆壁髒了，以後再重新油漆就好。而且世界上應該找不到這麼大一張的圖畫紙，可以讓孩子們無拘束的盡情發揮他們的想像空間。

況且，對於自閉症的孩子們來說，他們白天上課時，我們一直不斷的用社會上的各種規範去約束他們，坦白說，他們其實也很辛苦的。至少，我想讓他們在家裡可以活得自由自在一點，有一個可以宣洩情緒和壓力的出口，**我想給他們的是快樂，不是壓力**。

也許是受到電影的影響或是媒體的過度渲染，使得很多人甚至是星兒的父母們本身，對於自閉症孩子多半擁有極高的藝術天分會抱持過多的期待與不切實際的幻想。總認為孩子雖然是星兒，但只要盡心栽培，還是極有可能朝向藝術家之路的方向發展，反而帶給孩子更多的壓力。

但我從來不會刻意讓他們去參加繪畫比賽或是去學畫畫，因為那些獎牌或獎狀對他們而言沒有意義，對我來說也是。畫畫只是因為孩子們喜歡，覺得好玩，是他們的興趣與愛好，如此而已。

所以，就像許多媒體來拍攝報導過的畫面一樣，在我家裡，你看不到一面乾淨、完好的牆壁和地板，就連家具、窗戶、枕頭，甚至是我的車子，也滿滿都是他們兄弟的圖畫或者是和汽車有關的圖案。

旅居法國的攝影師黃迦，她在看到媒體報導之後驚為天人，因此特地跟我聯絡，並專程從法國飛回臺灣，還不辭路途遙遠的輾轉到臺東，並且在臺東租房子住了半年。後來黃迦把牆面上他們畫的各種圖畫拍下來，並獲得到法國參加「國際亞爾攝影節」展出的機會。沒想到，展出後她的展間吸引了眾多人駐足觀看。在受邀到法國展出前，黃迦還特別在臺東誠品先展出，這結果真的是出乎我意料之外。

我本不想讓孩子們因為畫畫而受到媒體的矚目，但覺得如果因為他們的畫能成就一個學藝術的年輕人也無妨，所以跟黃迦說別特別強調他們的事情就好，我不想讓星兒的家長們產生過多的期待和誤解。只是沒想到他們的塗鴉遊戲之作，竟然也能登大雅之堂，現在要我把牆壁重新油漆粉刷，除了阿湛絕對不會同意之外，我自己也覺得挺捨不得的。

其實在阿策到高雄長庚進行密集的早療課程之後，我發現，如果能夠把握時間，用對方法，早療還是具有非常顯著的成效。

可是那時候由於路途的遙遠、經濟的壓力和其他方面的種種考量，以致於我們在長庚醫院的早療只有持續五個多月而已。因為我是第一個帶著孩子遠從臺東來長庚醫院治療的家長，也是家長中唯一個爸爸，所以在課程結束時，長庚醫院還特地幫我們辦了歡送會。

離開醫院前，負責幫阿策心理治療的心理師蔡佩玲老師還很關心的問我，後續的治療我打算怎麼做。我告訴蔡老師，因為距離的緣故，以後大概一個月只能帶阿策來治療一、兩次了。

蔡老師非常有很同理心，也非常熱心的跟我說：「你這樣大老遠的帶著孩子從臺東來高雄，實在是太辛苦了。你試試看在臺東能否找到五、六個這樣的孩子一起來做心理治療，以後我一個月去一次臺東，交通的費用我自己來負擔。」

我查了資料，在花東地區需要進行早期療育的孩子非常非常多，然而比起其他縣市，臺東不但沒有自閉症的相關組織，在醫療各方面的軟硬體資源也是極為有限，臺東沒有一家醫院有兒心科門診和兒心科醫師，能夠提供早療的相關課程，甚至臨床心理師更是少得可憐。

籌組自閉症協進會

而這些自閉症患者的家庭，或因為資訊不足，或因為彼此間不認識，在醫療、教育、社會福利等各方面的諮詢管道無法互通有無，只能靠著自己一步步的摸索。可是這對於亟需要把握治療黃金期的星兒們來說，他們的醫療和教育不能等，所以我也開始積極寫信陳情給總統府和行政院，以及臺東縣政府，希望中央和地方政府能重視這方面的問題。

九十九年時，我寫信到總統府給當時的總統夫人周美青女士，希望她能帶《一閃一閃亮晶晶》的電影來臺東播放，也期盼這部有關於自閉症和亞斯柏格症的記錄片能夠喚起社會上更多人的關注，同時也讓家長們更加了解自閉症的相關訊息。

三個星期後，七月四日那天，由馬英九總統帶著《一閃一閃亮晶晶》的電影來到臺東放映。我還記得當時是在臺東大學的國際會議廳播放，而臺東縣長黃健庭更是在致詞時，第一次公開自己的孩子也是自閉兒這件事，這次的活動也使得一群原本互不相識的自閉症家庭齊聚一堂，交換彼此的經驗與分享。我也是在這次的活動中，認識了後來幫我很多，也影響我很多想法的縣長夫人——陳怜燕女士。

同年九月，高雄長庚醫院蔡佩玲心理師也開始每個月自掏腰包，義務到臺東為這群自閉症家長提供教養上實務操作的幫助。加上康橋幼稚園呂秀蘭園長的大力贊助，提供了場地和桌椅等設備，幫助了許多自閉症的家長和孩子們，讓他們得以凝聚在一起，互相扶持打氣。

最後在矯正署泰源技能訓練所所長黃俊棠先生和同事們的鼓勵與協助之下，還有早療協會臺東辦事處黃雅平主任連結個案家庭，大家一起共同努力，「臺東縣自閉症協進會」終於在一百年十一月底正式成立。

雖然我們的起步比西部的其他縣市晚了二十年，但是我相信在所有家長齊心協力的努力下，一定會將這個家庭壯大，讓未來新個案的路不再像我們這樣走得這麼辛苦及孤單無助。

協會成立那天，總統夫人周美青女士也特地到場為我們加油打氣。她告訴我們，會盡最大的力量幫助臺東自閉症患者及家庭，只要我們做好申請計畫書給她，她會從民間幫忙找資源。二〇一一年底，協會開始正式運作，也向「兆豐慈善基金會」和「上海商銀基金會」提出申請補助款計畫。

隔年在得到贊助經費之後，協會也開始邀請兒心科黃雅芬醫師、臨床心理師王麗娟、杜娟菁老師、蔡佩玲老師，以及語言治療師黃自強老師等幾位專業的醫生和老師，每個月固定抽時間飛到臺東，協助我們臺東的星兒和自閉症家庭，參加各種免費治療課程或諮商，讓家長得以了解更多關於如何教養孩子的資訊。希望能讓臺東地區的星兒們，都能得到一個公平治療的機會，也期盼藉此能讓家長們，對於自己的孩子，能有更好的溝通方式。

集結家長的力量

這幾年，陸續接觸到全省各地更多這樣的家庭時，我發現家長們在碰到自己的孩子是星兒或是其他的身心障礙時，不外乎會有幾種反應：一種是逃避事實，無法面對，容易傾向說服自己，孩子只是發展遲緩而已，長大自然就會好。

有的家長甚至還會隱而不宣，不願意讓別人知道自己孩子的狀況，怕被人指指點點，議論紛紛。於是長期把孩子「藏」在家裡，不讓他接觸外界，其實這樣反而讓他們的社交功能更加退化。

我認識一位家長，她自己獨立扶養了兩個孩子長大，很遺憾的，其中一個孩子是星兒，但是她的先生因為無法面對這樣的事實和壓力，所以選擇了逃避。最終，她先生離開了她們，然後在別的地方另組家庭，並且還生了兩個孩子。我想，這對於兩位家長和孩子們都是一種難以磨滅的傷害。

還有一種情況是最最令我感到心痛與不捨的。

幾年前，我認識的一位住在北部的好朋友，這位媽媽的兒子是個星兒，另一個女兒則是健康的孩子。為了不拖累女兒，於是她選擇帶著兒子走上絕路，留下傷心的女兒一個人獨自面對失去母親和弟弟的傷痛活下去。前幾年在臺東地區也有一位媽媽帶著兩個孩子一起臥軌自殺，每每聽到這種消息，都讓我感到心痛不已。

如果有人能夠幫他們一把，那麼這些遺憾是不是就可以避免？

如果有人能夠做些什麼，讓這些孩子，這些家庭可以走出來，重新面對人群，那麼家長心頭的重擔是否可以輕一點？

後來，在一〇三年的時候，我得到了癌症，在住院開刀的那段時期我領悟到一些非常重要的事。

如果我走了，我的孩子該怎麼辦？

同時我也聯想到，那些家裡有星兒的家庭，當這些星兒的父母年紀大了，有一天終會離開孩子，那麼這些孩子們屆時該何去何從？他們又將如何面對失去父母猶如世界崩塌的情況？

如果我所剩的時間不多了，那麼還有什麼更重要的事情值得我趕快去做？

於是在手術後不久，我選擇離開了臺東縣自閉症協進會，一方面藉此機會好好調養身體，另一方面也思索著，我該做什麼，未來的路該怎麼走，才能對這些孩子有點幫助。

恰巧有個家長的孩子是輕度自閉症，而她本身很會做鳳梨酥、蛋黃酥之類的甜點，於是我們大家討論，決定在一〇四年十二月成立「星媽希望手作工坊」，希望由我們這些家長們為孩子的將來，共同打造一份事業。

當時我拿出了癌症理賠金總共二十萬，然後我的姐姐也出了十萬塊幫助我們。還有在臉書上認識的全省各地的其他家長們，每個人出資五萬，我們成立了「星媽希望手作工坊」，專門烘焙與銷售鳳梨酥、蛋黃酥之類的禮盒。

剛開始銷售的情況很好，大家也深具信心，可是時間久了就開始碰到銷售瓶頸。畢竟，糕餅類不是屬於長銷型的產品，除了特殊的年節時候有需求，在平日，銷售的情況是很慘淡的。在和大家討論過之後，最後，我們決定賣掉機器。

星媽希望手作工坊只維持了半年左右，最終以失敗告終。

不能說的祕密

我將這件事告訴我的好友楊重源醫師，沒料到，竟被他在電話裡劈頭罵了將近十分鐘。

他責怪我說，怎麼能夠拿家長辛苦的血汗錢來做這件事，最後楊醫師說他不想管我了，於是掛我電話。十分鐘後，我又接到他的來電，楊醫師在電話的那頭急促的說：「你現在到中山路郵局，我在這邊等你來，快一點唷！」我心想，他大概是覺得罵不夠，還要再跟我唸些什麼吧！

我到中山路郵局時，楊醫師騎著他那臺小綿羊機車停在路邊，隨手從機車上拿了一個紙袋遞給我。

看到紙袋裡裝的錢，直到那一刻我才曉得，楊醫師嘴上雖然說「不管我了」，可是還是沒辦法對我置之不理。楊醫師要我把這六十萬塊盡快還給家長們，我推辭著不肯接受。於是楊醫師告訴我：「如果今天老天要你做，那麼這件事就會成功，如果失敗就算了，你就好好的專心養病。」

不過他再三叮嚀我，這件事千萬不能讓別人曉得，更加不能讓他太太知道。所以這件事多年以來一直是我和他之間的「祕密」。

這也是一直以來我對楊醫師由衷感到敬佩的地方。社會上有些人做善事會想辦法昭告天下，巴不得讓所有人知道；但也有些像楊醫師這種「怪咖」，做了好事還不願意讓別人知道，低調得很。

而且在人生的路上，我一再跌倒，甚至連家人都不見得相信我，沒想到最挺我的竟然是這些朋友。在出這本書之前，經我再三拜託和遊說，楊醫師終於同意讓我公開這件事。

走一條不一樣的路

自從阿策和阿湛相繼確診為自閉症之後，剛開始我也和大部分的家長一樣，四處參觀探訪了許多自閉症的相關協會和活動，以便尋求更多可以協助的資源和管道。想知道其他和我有著相同處境的家長們都怎麼做，可以讓我們孩子們得到更多、更完整，更確實提供所需的幫助。

慢慢的我發現，大部分的基金會或是協會，主要的收入不外乎是向政府或民間企業團體申請補助，或是向社會大眾募款。無論是政府補助和是企業贊助，申請補助都需要事先寫好周延、完整的計畫，再提出申請。可是粥少僧多，資源有限，況且得到的補助一定遠遠不夠，而社會大眾的募款也不穩定，對於需要長期治療的星兒們和這些家庭來說，一定要有別的路才可以走下去。

雖然還不確定該做什麼，但是我心中卻有個極為清楚的念頭：「我不想讓我們的孩子們一直向社會大眾伸手，一輩子都只能靠別人幫忙和贊助，成為這個社會的負擔，我想讓孩子有尊嚴的過下去，**我想走一條不一樣的路！**」

經歷了癌症開刀那樣的生死關頭，讓我更加深刻體會到，身為星兒父母們心中最大的擔心和隱憂是什麼。雖然孩子們的早療很重要，但是孩子的將來更得提早做規畫和安排，而全臺各地和我們一樣或是類似的家庭不知道有多少，如果我能夠早點為這些孩子未來的路做安排，那麼父母們心上和肩上的重擔至少能減輕一點。

所以在一群癌友們與很多熱心公益朋友的支持下，在一〇五年三月九日，我們正式成立了「社團法人臺灣自閉兒家庭關懷協會」。

協會成立之初，經常連付房租都有困難，主要是靠協會裡的一位家長——雪梅，幫忙賣包子、麵包之類的來維持開銷。後來很幸運的，七月分的時候，有個主內姊妹吳宛芳突然來電跟我說，她得到一筆意外之財，有將近四萬塊可以捐給協會，正好解了我們的燃眉之急，往後兩個月的房租有著落了。

星願米許說小小的希望

我去肯納基金會觀摩請益時，正好和彭玉燕董事長聊到我的想法，她給了我一個非常關鍵，而且具啟發意義的建議。

她問我：「孫爸，你們臺東出產什麼？什麼東西最有名？」

「臺東的米最出名，那麼你們就先賣米。」接著她拿了十萬塊的現金給我，說要幫助我們協會自立。

我把這件事和楊醫師討論，他提醒了我：「你了解米嗎？你知道要去哪裡找品質好的米嗎？你懂米的市場行情嗎？」

聽到這些話，我頓時啞口無言。但是我馬上想到，最了解米的人當然就是種米的米農啊！還有每天接觸最多米的輾米廠。

於是，我開始一一的去拜訪米農和輾米廠，去請教他們，真正深入去了解，關於臺東米的特色。最終，我找到一家輾米廠，老闆同意提供「池上超優質一等米」讓我們銷售，而且老闆也非常「阿莎力」，不但讓我們月結，還跟我說「有錢再付」。所以我們只要先付一袋一百元的運費，日後如果開始賣米，對於協會來說，也能減輕不少壓力。

正巧那時候監察委員王幼玲女士知道了我們的難關，她還捐助了五萬塊給我們。另外，還有一位熱心的癌友吳佩芬，也是固定每個月五、六千元的捐助給我們協會。

大約在中秋節前，在楊醫師牽線下，有位熱心的攝影師贊助我們拍攝中秋節月餅製作影片，經過網路的轉寄，竟然獲得了「于美人偏鄉地區弱勢關懷協會」的注意，還特地向我們訂購了兩百盒的鳳梨酥和蛋黃酥禮盒來幫助我們。之後網友仍然持續轉寄影片，在臉書上得極大的迴響，沒想到，那年的中秋節我們竟然賣出了六、七百盒的鳳梨酥和蛋黃酥。

慢慢的，協會開始有些資金，房租也有著落了。於是我們在一〇六年一月分，向臺東縣政府提出申請社區日間小作坊「非愛不可星兒手作工坊」，讓這些步出校園以後的大孩子們，有個可以安身立命的工作場所。

直到四月分協會才正式收案，提撥房租經費，開始找社工和教保員，「非愛不可星兒手作工坊」也開始賣米，把輾米廠送來的米分裝成小包裝出售，楊醫師還幫我們的米命名為「**星願米**」，真的是非常符合且貼近這些孩子們心底的渴望與需求。

最初兩個月，「星願米」銷售的狀況不錯，可是從第三個月開始，一週只剩下一、兩包的銷量而已。我很擔心這樣的情況如果持續下去，孩子們也會感到焦慮，於是我開始在臉書上介紹我們的「星願米」。在很多網友大力幫忙熱心分享後，銷量開始慢慢的提高，甚至到後來，米商也願意不收運費，而且每公斤米比市價略低五元，和我們一起做公益。

不過，後來有一些機構和廠商，向我推銷果乾、茶葉和香菇，說是可以賣到很好的價格，等我正式買進之後，發現品質不但沒有我們現在賣的好，而且進價太高，根本賣不出去，最後只好由協會自行吸收，也算是花錢買經驗。畢竟我當了一輩子的公務員，對於做生意始終是外行，還有很多要學習的地方。

雖然被騙，不過後來也因此找到許多品質更好的臺東當地農產品，除了星願米和糙米之外，我們也陸續增加了黑糯米、紅藜、小米、香菇、果乾之類的其他產品，讓支持我們的朋友能有更多的商品選擇。

我始終堅信「天公疼憨人」這句話，只要**找對的人，做對的事**，我相信**自助人助而後天助**，老天爺不會關閉所有的窗戶的。

4

户籍外的家人

當我想把孩子送到幼稚園就讀時，因為星兒的特殊情況和身分，阿策陸續被幾家幼稚園「退貨」。直到我們遇見康橋幼稚園的呂園長阿嬤和莊瓅瑜主任，以及許許多多富有愛心和耐心的老師們，才讓孩子得以在安定的環境中穩定學習，在充滿愛的園地中健康成長。

他們兩兄弟不僅得到一個公平受教的機會，同時還獲得了阿嬤一家人所給予的「家的溫暖」。阿嬤一家人不但對他們視如己出，甚至在我罹患癌症，孤獨無助之際，慨然伸出援手，代我照顧兩個自閉症的孩子，讓我能夠安心就醫、北上開刀治療，這份恩情可說是比天高比海深，真的是我和他們兩兄弟前世修來的福分。

一切為孩子，孩子為一切

十多年前，當阿策兩歲多的時候，我帶著孩子四處找尋能夠接受他，並且適合他的幼稚園。試讀了幾家之後，孩子最後還是被「退貨」。

正當我覺得很煩惱，不知道該把孩子送到哪去的時候，有一天，我無意間在電視上看到康橋幼稚園的畢業典禮，呂秀蘭園長和即將畢業的孩子因為彼此捨不得，抱在一起哭的畫面讓我覺得很感動，同時還有園長說的一句話也非常打動我：「一切為孩子，孩子為一切。」

頓時，我心中有個聲音告訴我：「就是這裡了！康橋應該就是我想找的那種最理想的幼稚園。」

經由電話聯繫呂園長，同時也事先告知關於孩子的情況，不知道是否可以帶孩子去就讀。沒想到，呂園長義正詞嚴在電話中告訴我：「**每個孩子都有受教權**，所以你應該要帶他來。」

我聽到這句話的當下就哭了，一方面是因為前面已經多次被其他幼稚園婉拒就讀了，沒想到，終於有地方願意接受我的孩子，而且還是臺東地區規模這麼大的一家幼稚園；另一方面，也非常感動於呂園長對於孩子一視同仁的精神。

於是，我來到了呂秀蘭園長所經營的康橋幼稚園，她以平常心和包容心，無條件的接受我的孩子。但由於康橋以前不曾收過這樣的孩子，因此唯一的要求就是第一次開會父母要帶著孩子到場，同時希望平常負責帶孩子，最熟悉孩子的保母也要一起去和老師開會溝通，達成初步的共識和互相了解。

因為擔心阿策剛換到陌生的環境，恐怕會不能適應，於是我們希望一開始能先上半天課，星期二、四兩天，讓孩子配合學校上整天課，等到他逐漸習慣了這裡的步調，再慢慢調整上課時間。這個要求在其他幼稚園通常會被拒絕，因為多少會給幼稚園帶來困擾和不便，但是呂園長卻非常能夠體諒我們身為父母的擔憂和考量，頗為乾脆爽快的同意了。

隔幾天，她寫了一封「致家長的信」給所有家長們，信中她提及其經營幼兒教育的理念，其中有這麼一段話，讓我印象極為深刻：「**一切為孩子，孩子為一切，為一切的孩子，為孩子的一切。**」

看到這段話時，心想每個辦教育或從事教育的相關工作者，都是秉持這個理念在面對孩子，接納孩子，為孩子設想，有教無類為一切的孩子，她的話著實在令我感動與佩服。

後來我才曉得，因為康橋以前不曾收過自閉症的孩子，所以在阿策要進入幼稚園就讀之前，園長曾和女兒莊璨瑜主任，以及老師們事先溝通過：「這將會是很辛苦的挑戰」。但是學校所有的老師們都一致表示沒有問題，而且也搜集了許多相關資料，做足了準備功課，只為了園長所說的那句「每個孩子都有受教權」。

三年後，我在推動臺東縣自閉症協進會之初，在撰寫簡介時還特別註明「一切為孩子，孩子為一切」這句經典的名言，就是呂秀蘭園長所提出的。

園長要我將這句話作為心中的座右銘，把所有罹患自閉症的孩子都當成是我們的孩子。她也特別跟我說：「只要是為孩子所做的一切，我都願意在能力所及的範圍去做，」對於教育的熱忱和對孩子的愛心，呂園長真的是非常的偉大。

阿策開口「說話」了

不僅對於家長再三宣導和溝通，甚至連幼稚園裡的小朋友，園長也非常細心體貼的把握這個機會教育告訴他們：「阿策是因為在媽媽的肚子裡生病了，所以不跟人說話，你們可以輕輕的拍他，讓他曉得你在跟他講話，平常大家如果有機會的話，也可以多多幫忙他、照顧他。」

久而久之，幼稚園裡的許多家長都認識了阿策，而小朋友們都把阿策當成「洋娃娃」似的在照顧。有的小朋友會餵他吃飯，餵他喝水，有的甚至連阿策挑食不愛吃的某些蔬菜或綠豆湯，都會幫他偷偷「消滅」。幾次之後，莊主任發現這種不尋常的情況後，簡直覺得又好氣又好笑，只能告訴小朋友們不可以幫阿策「這種忙」。

除了細心，老師們也都非常有愛心和耐心。

一直以來，阿策幾乎都是包著尿布上廁所的，所以他不會自己去廁所大小便。幼稚園裡的老師們為了訓練阿策蹲馬桶，也很盡心的教了大半年，經常陪著他一起蹲在廁所裡動輒半小時、一小時，每每因此熱得滿頭大汗，這也是後來有次呂園長找不到老師時，才發現老師們竟然都這麼辛苦，卻絲毫沒有任何怨言。

為了配合和照顧阿策，甚至連開娃娃車的司機「阿北」都被分配到特殊的任務，無論上課或下課時，阿北都得一對一的跟著阿策，陪著他一起做任何事。除了自閉之外，那時候阿策還有一點過動的情況，所以當阿策乖乖坐在教室最後面的椅子上課時，阿北也在一旁陪著他聽課，如果阿策坐不住四處遊蕩時，阿北也要負責看住他，不讓他發生任何意外。

孩子受到學校這樣高規格的「特殊待遇」，真的常常讓我覺得既感佩，同時也很不好意思。

莊璨瑜主任在臺灣念的是特教，後來在日本留學則是主修幼教。她告訴我們，學校都是「一視同仁」的對待和教導他，老師們會要求阿策跟別的小朋友做一樣的事，但不會嚴格要求他做到百分之百。比方說小朋友習以為常的排隊和守秩序，一開始也是要由老師牽著他，然後要反覆的帶他、教他，他才會慢慢習慣。

同學上課時會唸唐詩，一開始阿策根本不會跟著唸，甚至也從來不肯開口，但是老師也不會勉強他，只要求他上課一定要坐在椅子上，不能隨意躺在地板上。私下也會特別放慢速度再教他，雖然多數時候還是口齒不清的，但至少他也願意開口了。

有一天晚上我在幫他洗澡時，洗到一半，他突然開口說出人生的第一句話：「白日依山盡，黃河入海流。欲窮千里目，更上一層樓，」讓我當下完全楞住，心中無比震撼。阿策竟然會「說話」了！

只不過我們萬萬沒想到的是，他人生中學會說的第一句話竟然不是「爸爸」，也不是「媽媽」，而是唐詩中的〈登鸛雀樓〉，但是這也帶給我們父母極大的狂喜與感動。真的非常感謝園長和老師們的辛苦教導與耐心陪伴，竟讓我們看到這種無法置信的「奇蹟」。

感受被愛包圍的溫暖

為了讓阿策學習跟人互動和相處，學校設計了很多活動和課程。比方說，阿策很喜歡玩水，所以天氣熱時，莊主任會帶著孩子們在學校玩水，也會幫阿策按摩身體，讓他適應別人的肢體接觸，還會時不時的抱著他，和他說話。起初阿策也很不喜歡別人的「抱抱」，時間一久，似乎也接受了老師對他表達的關心與疼愛。

阿策在學溜冰時，更是前後一共有三個老師在教他，一邊防止他跌倒，一邊不斷的鼓勵他，拉著他的手往前滑。

雖然那時候阿策沒有口語表達能力，不過他從小就很喜歡拿著筆到處畫畫。他們兄弟倆不只在紙上畫畫，家裡的牆壁、沙發、地板、樓梯走道和天花板、窗戶、枕頭，還有我的車子也無一倖免，後來甚至連幼稚園的玻璃窗也沒放過。

有一次，我在莊璨瑜主任（後來孩子們叫她璨瑜姑姑）的臉書上看到好幾張阿策拿著彩色螢光筆在教室的玻璃窗畫畫的照片。

璨瑜姑姑在臉書上寫著：「欲罷不能的策策，竟然還要求換顏色，看在他畫蘋果樹的份上，答應你吧！」完全充滿了寵溺的口吻，真的讓我由衷的感謝與佩服呂園長和莊主任，還有幼稚園老師們對阿策無比的愛心與包容。

後來要帶阿策去長庚辦理日間住院治療幾個月，只能先暫時休學，等結束早療課程後，小班下學期再重新回去學校上課。在阿湛快滿兩歲的時候，也和哥哥一起進入康橋幼稚園就讀。

不知道為什麼，阿湛從小就很喜歡車子，常常會偷偷「夾帶」玩具車到學校，原本老師規定不能帶玩具去，可是阿湛常常情緒一來就會大哭。為了安撫他，老師只好要求在上課期間車子只能先停在「停車場」。阿湛總以為老師沒在注意他，不知不覺中，阿湛的停車場就已經停了一整排的車，常常讓老師哭笑不得。

當時我在法務部的泰源技能訓練所任職，每天從臺東市區開車到東河鄉，上下班來回車程大約是一百公里。因此，小孩幼稚園放學後，都是先送到保母那，然後我再帶他們回家。

園長阿嬤（後來孩子都稱呼她阿嬤）曉得之後，告訴我不用浪費錢送去保母家。她說，白天孩子在幼稚園上課，晚上就直接帶回去她家吃飯，讓我先專心處理好工作上的事，不用急著趕回來接孩子，甚至還要我好好吃完晚飯，九點再來接孩子回家。

阿嬤還進一步建議我，與其讓孩子去保母家，不如在幼稚園下課後，可以找幼教系或是特教系的學生來當他們的家教，一方面可以刺激他們學到更多，而且學生們也能學以致用，還有打工的額外收入，我也能有一段喘息的時間。園長阿嬤真的是非常用心在替很多人設想，讓我們一家大小都獲益匪淺，連未來的小老師們也能因此受惠。

阿嬤完全將他們兩兄弟視如己出，只要是阿嬤孫女有的，這兩個孩子也都有，甚至我要給阿嬤錢，她也從來不肯跟我收。

她總是輕描淡寫的跟我說：「不過多兩副碗筷而已，你不用放在心上。」阿公雖然平常話不多，但他也是一直默默支持著阿嬤的所有決定，每天幫忙接送幾個孩子回家。他只說了句：「兩個孩子也沒多多少。」這一、兩句再簡單不過的話，背後卻承載了阿嬤一家人滿滿的溫暖與善意，猶如春風化雨般的潤物無聲。

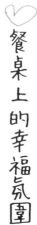

餐桌上的幸福氛圍

這麼多年來，阿嬤一家人不僅代我照顧他們，把阿策和阿湛當成自己的孫子在教育和疼愛，還教他們各種餐桌上應有的禮儀，讓他們也能感受到家庭的溫暖，以及一家人圍在餐桌上一起吃飯的氛圍。

因為阿嬤的大兒子是軍人，所以對於吃飯的禮儀和規矩非常要求，阿嬤對於這麼嚴格的「訓練」和要求，常常會覺得心疼和不捨而頗有微辭。可是阿嬤的兒子說，總有一天阿策他們會長大，一切都要靠自己，所以堅持要讓孩子們學會生活自理的能力，而阿嬤有時候因為「不忍心看」只好選擇出去。也正因為如此，只要有叔叔在的時候，阿策和阿湛也比較不會挑食。

現在每當阿公去安親班接孩子們回阿嬤家時，他們都會說：「阿嬤我回來了！」甚至還學會了吃飯前要依序請阿公、阿嬤、姑姑等長輩們吃飯，也懂得跟阿嬤或是煮飯的人說：「謝謝您煮飯給我們吃，您辛苦了！」吃完飯後離桌時，也會乖乖的跟長輩說：「我吃飽了！」

更有趣的是，對於幫忙洗碗和擦桌子這件事，兄弟兩個經常搶著做，阿策常常為了搶先洗碗，每次吃飯總是急忙忙的趕著吃完。

有次阿公忍不住對他說：「你吃飯時不要狼吞虎嚥。」

阿策竟然還回嘴：「你不要怒氣沖天的罵我。」

阿公沒料到阿策竟然會說成語，拚命忍住笑的說：「你看你吃到滿頭大汗。」

阿策：「你不要亂用成語，我都有細嚼慢嚥。」

沒想到，幼稚園平常讓他們背的成語，他們無形中還是有吸收，竟然意外被應用在餐桌上，而他和阿公一來一回的「鬥成語」，更讓阿嬤全家笑聲不斷。

這在我家是完全不可能做到的，所以對於阿嬤他們一家人的大愛與無私的付出，我一直是心懷感激的。

為了防止阿策繼續狼吞虎嚥，阿嬤只好出面協調，但也希望能夠培養他們解決事情的能力，也選擇讓他們兩兄弟自己「動腦」想辦法，最後由哥哥阿策想出兩個人每天輪流洗碗，在他們不小心打破碗的時候，阿嬤也讓他們試著靠自己想辦法解決問題。

有時候，阿嬤會到安親班去關心一下所有孩子們的情形，而從小在阿嬤家長大，最喜歡吃阿嬤煮的飯的兩兄弟，看到阿嬤都會問：「阿嬤妳今天有煮飯嗎？」或是最常問：「阿嬤妳今天煮什麼？」

這樣的話聽多了，有時阿嬤也會故意逗他們，裝假生氣的說：「我今天不煮飯了。」然後就會聽到阿策頻頻催促地說：「阿嬤妳回去煮飯啦！」「阿嬤妳為什麼今天不煮飯？」

如果看到阿嬤和璨瑜姑姑繼續在討論事情，沒有立刻回家的打算，阿策還會故做大人樣的說：「阿嬤妳話很多耶！妳不要再一直聊天了啦！趕快回家去煮飯啦！」常把阿嬤逗得樂不可支。

阿策從小就喜歡拿筆到處畫，到處寫。吃完飯後，也常常用日曆紙練字，沒想到練久了，他寫的字居然愈來愈工整和好看。阿嬤常常「獻寶」似的誇獎他說：「我們阿策寫的字很漂亮，很好看，多像藝術字啊！」

當我第一次看到阿策竟然也會寫著自己的名字時，心中充滿了喜悅，真的感謝園長給他太多太多，讓他識字，讓他認識其他孩童，教他開口說話，教他生活自理，教他有禮貌等等。

用愛和欣賞包容不完美

每年幼稚園都有會畢業表演活動，園長也堅持要讓他們兩個和其他小朋友一起上臺表演。我覺得這樣會破壞活動的整體協調，畫面會不好看，園長卻用一種欣賞的眼光告訴我，也告訴其他家長：「你看他們在臺上臺下走來走去好像沒什麼，不過這也是他們獨特的表演，是一種表演的形式。」

呂園長認為，美國對於早療的做法是融入生活，因此，她始終堅持採取「融合教育」的方式，藉由同儕的力量讓自閉症的孩子跟著一起互動，讓他們也能擁有學習的舞臺和機會。這麼多年下來，現在阿策和阿湛甚至可以跟著同學一起在臺上表演得有模有樣。

畢業旅行時，幼稚園要帶孩子們去墾丁海生館，我心中其實非常猶豫也很矛盾，我怕如果阿策去參加，會給園方帶來很大的負擔。卻沒想到，呂秀蘭園長竟然跟我說：「還是要讓他試著去學習，你不能剝奪他學習的權利。你把孩子放心的交給我吧！我們會平安的把他帶回來。」

園長一眼看出我之所以猶豫的背後真正原因，流露出罕見的霸氣說：「有任何責任我來擔，我會去跟家長們溝通的。」

「我的最低底限是任何人都不能在言語上或是動手傷害他們。」我發現阿嬤的眼眶紅了，竟然因為不捨而哭了。

結果，畢業旅行那天，園長阿嬤因為身體不舒服，在海生館的地下室休息。阿策一上車後沒看到阿嬤，追問著老師：「阿嬤呢？」知道園長不舒服，竟然馬上衝下車，貼心的窩在阿嬤身邊問：「阿嬤妳怎麼了？」

園長阿嬤一時興起，跟他開玩笑的說：「阿嬤要死了。」

沒料到，阿策竟然哭到不行，喊著：「我不去，我要陪阿嬤。」

「阿嬤妳不要死，妳『不要』不看醫生。」

雖然句子語句說得不很流暢，可是已經讓阿嬤感動不已，連忙安慰他，答應會去看醫生，才讓阿策願意上車。當然，這次也是請幼稚園的司機阿北全程陪同，讓阿策也能和同學一起，享受他人生中的第一次畢業旅行。

甚至到他們上小學之後，每天從學校放學後，還是依舊會到康橋的安親班，晚上園長阿嬤再把他們兩兄弟接到她家吃飯，直到我把他們帶回家為止。

起初，我擔心他們去安親班會影響其他的孩子寫功課或學習，園長告訴我：「這反而是個很好的學習機會，可以讓其他的孩子學習包容和接受，知道這個世界上有和他們不一樣的孩子。」我真的很感謝園長，能夠給孩子一個融入一般團體的機會。

從呂園長以及他們一家人身上，我真真切切的看到了教育家的高度和氣度，那是一顆充滿愛、包容和溫暖的心。

真正無私的大愛

在我檢查出肺部有腫瘤的當時，懷著不確定未來會發生什麼事的擔憂和焦慮，一方面等著北榮的電話通知，安排做進一步的切片檢查；另一方面，也得把握時間盡快處理好家裡的事，要趕快安排兩個孩子的去處，找到能夠暫時代為照顧他們的人。

我最先想到的，是找以前他們小時候幫忙照顧的保母，不過保母婉拒了，因為孩子們都長很大了，她沒有把握一次照顧兩個已經上小學的兩兄弟。我後來也去找了社會處副處長和他討論，考慮寄養家庭這個管道，不過很少有寄養家庭能夠一次負責照顧兩個孩子，於是只得作罷。

其實我很不好意思去麻煩阿嬤，因為在我去北榮檢查那些日子，都是由阿嬤一家幫我照顧阿策和阿湛的。但由於實在是找不到人幫忙，在不得已的情況下，我只能厚著臉皮再次去請求阿嬤的幫忙，能否在我北上開刀的期間代為照料這兩個孩子的生活起居。

一來是我去臺北開刀的這段期間，不知道究竟會需要多長的時間才能出院回家。再者，要一次照顧兩個自閉症的孩子，對於阿嬤他們家來說，我想，也是一份很大的責任和壓力。

而莊主任在得知我要北上治療的計畫時，就曾主動和家人提過要幫忙照顧兩個孩子，阿公和阿嬤也都表示很樂意幫忙。

我告訴阿嬤：「這一次去開刀，以後不知道會怎麼樣。」

她告訴我：「你放心去開刀和治療，孩子你就不用擔心了，我們會幫你照顧好的。

可是你千萬不能倒下，要好好照顧自己的身體，你要健健康康的回來，孩子是你的責任。」聽到阿嬤的話，我說不出我有多麼激動和感激，也是因為阿嬤的這一席話，加深了「**我一定要活下來**」的意志和信念。

之後在臺北開刀治療，再加上回高雄休養的時間，和他們兩兄弟分開將近一個半月，我真的好想念我的阿策和阿湛。雖然我知道阿嬤一家人會幫我好好的照顧他們兄弟倆，但是我們父子從來不曾分開過這麼長的時間。

不知道他們乖不乖，有沒有好好聽阿嬤的話？

有沒有好好吃飯和睡覺？

有沒有想念不在他們身邊的爸爸？

其實阿嬤一家人和我們沒有血緣關係，也不是我們的親人，根本沒有義務付出這麼多。不過他們一家人陪著我們一路走來，給予我家「那兩隻牛」的照顧和愛，卻是遠遠超過家人所能做的，幾乎可以說是我們「**戶籍外的家人**」。

不僅孩子生病了會帶他們去看醫生，餓了會帶他們到家裡吃飯，給予他們最欠缺的家庭溫暖，還幫我分擔了許多責任和壓力，可以說比我更了解我的孩子。

視如己出的恩情

為了安撫兩個孩子在我住院那段期間對於分離的不安和焦慮，璨瑜姑姑也時常會帶他們去溪邊玩水，或是去家樂福逛逛。經常安排不同的活動，讓兩個孩子每天都像是發現新世界一樣的興奮。

有時候也會瞞著阿嬤，偷偷帶他們兩個去糖廠吃冰。最有趣的是，孩子因為無法決定是要選擇有餅乾的冰，還是沒有餅乾的而遲疑，後來兩人好不容易決定後，其中一個又後悔了，璨瑜姑姑不忘對他們機會教育，告訴他們每個人都要為自己的選擇承擔，下次再換自己喜歡的冰就好，孩子們似懂非懂的也接受了。

阿嬤家從來沒有在中秋節烤肉的習慣，為了讓他們兩兄弟開心，竟然也難得的在中秋節讓大家聚在一起烤肉，後來甚至還提議全家帶他們兩個到墾丁玩，住在高雄的飯店。沒想到，兩個孩子似乎不怕生，反而玩得非常開心，後來還時不時的問：「璨瑜姑姑，我們什麼時候再去住飯店？」

看到一張張他們笑得極為開心的照片，衷心感謝園長全家讓我可以在臺北專心治療，這恩情比天高比海深，真的是他們兄弟前世修來的福分。

可是其他孩子未必能像他們兩個一樣幸運，能夠遇到阿嬤家這麼好的一家人。這也是我現在想盡快成立「共伴家園」的原因，希望能夠讓那些單親、低收入，家庭經濟狀況比較不佳的弱勢家庭，不會再出現第二個、第三個「孫爸」，在孤單無援路上的慢慢摸索，踽踽獨行。

我手術開刀後過了半年，阿嬤生病了，得到北榮住院一段時間。

阿嬤在北上之前，還特別跟兩個孩子說，阿嬤因為生病了，所以要請假去看醫生。結果阿策竟然回答：「妳要請假幾天？」

結果有一天，阿策告訴璨瑜姑姑，要買火車票去看阿嬤。璨瑜姑姑只好告訴他，阿嬤生病了，在臺北的醫院要好好休息，我們不能去吵她，她好了就會早點回來。

去年五月孩子們去東京迪士尼玩，在挑禮物時，阿策和阿湛也有貼心想到要送禮物給阿嬤他們，而且還仔細的一一指明，這是要送阿嬤、這個給阿公，還有璨瑜姑姑……。甚至今年去澳門玩，買葡式蛋塔的時候，同樣也是會想到要帶給阿嬤一家人，每個人都要公平的吃到才行。所以阿嬤一家人對他們的好，孩子們心裡也都是知道的。

今年是阿策國小畢業進入國中就讀的階段，學校畢業旅行前，阿嬤甚至還包了紅包給他，我不肯收，阿嬤卻堅持那是要給阿策的，讓他可以出去玩時買點自己喜歡的東西。

在阿策的畢業典禮上，看到孩子長大了，最難過不捨，同時又感到無比欣慰的也是阿嬤。阿策發現到阿嬤紅了眼眶，還很調皮的故意大聲說：「阿嬤妳哭了哦！」

我們何其幸運，能夠遇到像阿嬤他們這樣的家人。

5

自閉症的治療

早療是一種陪伴，陪伴者和引導者必須跟著孩子一起發展，讓他融入社會，同時也需要持續進行，治療才會有進步。雖然自閉症無法痊癒，但是只要掌握關鍵時機，也能提高孩子生活自理和與人互動的能力。

不過每個自閉症的患者都是個案，沒有通例，因此別人的成功模式不見得適合自己的孩子，也無法完全複製，家長們必須有耐心的找出自己和星兒們互動溝通的最佳方式。我相信：對於自己的孩子，每位家長就是最棒、最好的專家，因為從某方面來看，全世界沒有人能比你更了解你的孩子。

天壤之別的差異

自從阿策在高雄長庚醫院確診為自閉症之後，我帶著阿策往返高雄和臺東兩地，進行了大約五個多月的早期療育。

第一次在治療室裡，謝玉蓮心理師讓我當下無比震撼，因為從孩子身上，我能清楚看到明顯的改變和不同，也讓我從此打開了視野，了解早療對於自閉症孩子的重要性，但是由於長途的距離和往返時間等種種因素，致使治療的課程無法持續進行。

也是因為去了長庚醫院，我才了解原來在都會區的大醫院裡，不但有專業的**兒童心智科醫生和臨床心理師**，甚至完整的早療團隊中，還包括了**語言治療師**、**職能治療師**，**以及物理治療師和社工**。而不同的課程設計、心理治療、語言治療和團體治療，更能因應孩子的狀態及不同的需求，發揮早期療育的成效，但這卻是醫療資源欠缺的臺東遠不能及的。

蔡佩玲老師是長庚醫院的兒童心理師，也是最早來臺東協助這些孩子們的臨床心理師。蔡老師非常具有同理心，也了解我們臺東地區家長的難處，所以她主動告訴我，要我再找五、六個孩子，她可以固定每個月自費來臺東協助這些孩子們，蔡老師可以說是為臺東地區的家長和星兒們開啟了一扇早療的希望之窗。

之後，剛好在我服務的第一所學校所舉辦的研習活動中，偶然認識了來自臺北的兒心科黃雅芬醫師和臨床心理師王麗娟老師。我誠心的邀請她們到臺東來，為這些自閉症家庭提供各方面的建議、諮商和早療課程，黃醫師她們也很熱心的同意給予我們各方面的協助。

我同時也在臉書上公開發文，告訴所有的朋友們，我們臺東需要各方面可以協助解決自閉症家庭的專業醫療人員，歡迎大家幫忙轉寄和介紹。黃自強老師就是看到我在臉書上的貼文後主動私訊我，表示他是一位語言治療師，如果有任何可以幫上忙的地方，他很樂意協助我們，並且還引薦他的同學——臨床心理師杜娟菁老師一起加入。

在得到贊助經費之後，協會也開始邀請醫師和老師們這些專業的醫療團隊，每個月不固定抽時間飛到臺東，最初是一個月一次，後來漸漸增加為一個月兩到三次，最高還曾有過老師每週都來臺東，協助我們臺東的星兒和家長們。

當醫師和老師們來到臺東之後的第一印象幾乎都是：臺東關於自閉症和早療方面的資訊真的非常不足，在自閉症這個領域幾乎可說是零。

「那時候，花蓮只有四個兒心科醫師，而臺東的馬偕醫院和臺東基督教醫院都沒有兒心科。」這是黃雅芬醫師對於我們臺東當時的醫療情況的描述。

語言治療師黃自強老師也說，臺東這兩家醫院的語言治療師，加起來不到五個，臺北光是兩家醫院診所的語言治療師人數就可以抵過整個臺東地區了，而醫療人員的比例不足，對於治療師的工作量來說，也會形成很大的負擔。

杜娟菁老師是負責學齡前兒童的臨床心理師，回想到當年的情況時，她說：「林口長庚和臺大都有專門的早療病房和課程，去到臺東之後，在那樣克難的環境中，真的很難想像孫爸是如何克服一切找來那麼多孩子的。那時候因為租了場地就沒有經費可以買教具，所以我們每個星期都是從臺北扛著一大箱各種教具和器材往返臺東。」

正如王麗娟老師在臉書上寫著，關於那幾年來臺東幫助協會孩子的最初印象與記憶：「**臺北是臺北，臺東是臺東**」。這話說得一點都沒錯，雖然臺北和臺東都在同一片土地上，卻有著兩個世界般的差距。

家長理解是首要關鍵

當時協會裡大約有二、三十個以上的孩子，年齡層分布極為廣泛，從幼幼班到成人都有，但普遍還是以國小和幼稚園居多。

王麗娟老師也和大家分享了她的觀察：「臺東的步調稍緩，焦慮較低，有自己的生活方式。家長為孩子都很積極，能夠進入醫院早療網就有方向，升小學之後資源急遽減少，中學更形貧瘠，還上特殊學校就不錯。不意外的，前來尋求資源的兒童多在十二歲前。」

黃醫師和專業團隊的老師們在展開各種治療和進行療育課程之前，第一步最先做的就是評估。先對協會裡的孩子進行個別訪談，然後再根據年齡和能力編班，分為幼兒、中等功能，以及高功能等幾組。因為有些孩子是完全沒有口語能力的，需要依此研判是要進行個別治療或是採取團體治療的方式。

因為大多數的家長對於早療的了解還在萌芽階段，對於很多課程的相關知識與資訊也很陌生，所以再來就是針對各種的課程安排做說明，舉辦家長說明會和親子講座，必須先對家長們進行衛教，取得家長的理解和支持，並且與在地的資訊做連結，早療才能充分發揮效果。

黃醫師告訴我：「這是比較困難的部分，初期可能會需要花較多的心力在上面，而也是和我們之前在臺北所做的工作內容比較不同的地方。」

其實包括我自己在內，在阿策確診前，對於自閉症的認識和了解可說是少之又少，對於早療團隊的療育重點和內容也不甚清楚，所以也就不難了解，有些家長雖然知道自己的孩子是自閉症患者，但是礙於本身對於這方面的了解和資訊不夠，加上環境刺激的不足，還有經濟條件的限制，很難一直持續陪著孩子去參加各種治療的相關課程。

甚至於傳統老一輩的人對於孩子的發展遲緩，都會傾向於解釋成孩子是屬於「大隻雞慢啼」的類型，長大之後自然會變好，所以有部分家長根本不知道自己的孩子是自閉症，這對於孩子的治療方向和日後早療進步的空間多少也是有點影響，所以孩子的父親和家中長輩的支持與否，對於孩子能否持續進行療育往往也是至關重要的「關鍵」。

如果懷疑家中的孩子有發展遲緩等相關情況，在六歲以前可以免費到相關的醫療院所做早療評估，早療中心、兒童心智科、小兒科、小兒神經科、復健科，只要到其中一科就可以評估確診了。一旦被篩檢出是自閉症，可以轉介早療，不過臺東目前早療轉介，還是以復健科為主。

比較糟的情形是，家長們不能接受孩子是自閉症的事實，並且不斷否認，認為孩子的情況只是小事，是暫時性的，等到長大之後自然就會好。加上有些家長可能覺得醫療費用太貴無法負擔，因此，選擇忽視問題的家長也大有人在。

而整個臺東地區幅員廣大，有些家庭住的地方較為偏遠或在山區，輾轉搭車、換車到市區醫療院所治療的時間，來回就得花上半天至一天的時間，直接影響了家長帶孩子來做療育的意願。因此，路途遙遠也是構成問題的一大因素與障礙。

此外，還有經濟因素的考量，有些家長們必須去工作或是需要照顧家庭中其他被照顧者，能帶孩子們來上課的時間也不固定，也無法做到像杜娟菁老師說的那樣：「在臺北或是其他都會地區，家長普遍每週都會安排職能、物理、語言、心理治療等四種不同課程，讓孩子依照密集的療育計畫改善現況。」時間的不足，對於療育效果也是大打折扣的。

六歲前是「治療黃金期」

自閉症的治療主要是要改善孩子的行為與溝通能力，大部分的治療師都會採用「ABA應用行為分析療法」。例如當孩子按照引導做出正確回應就給予鼓勵，如果沒有就不做回應，藉此來鼓勵孩子學習和表達，提高他們的學習興趣。

臨床心理師會運用篩檢工具，評估孩子在認知、行為、注意力及學習障礙等項目，提供各種心理治療、行為治療、遊戲治療、親職教育等服務。

職能治療則是在幫助孩子提高生活自理能力、動作能力，治療師會利用觀察、訪談和評量的方式來了解，另外也有感覺統合療法可以改善孩子不喜歡與人有肢體接觸、注意力不足的情形，並且教導家長訓練的方式和技巧。

物理治療師在經由評估後，會加強孩子的骨骼、肌肉、動作的控制能力；語言治療師則是協助孩子的溝通及語言行為，包括聽覺理解、構音能力、口語表達、說話流暢度，以及輔助溝通系統……

而我們家長最常會聽到：孩子在六歲之前是治療的「黃金期」這種說法。

黃雅芬醫師告訴我們：「學齡前的孩子因為還沒上學，所以治療的時間較充裕，治療效果也會比較顯著。」

「但其實在十二歲以前，孩子的問題多半比較小且單純。等到進入青春期之後，會因為荷爾蒙的改變，孩子對於父母的管教和『干涉』容易反彈，反而會有暴力行為的發生，有時候不得不搭配用藥來治療。」

「早療當然是愈早愈好，但**只要開始都有機會改善**。」站在醫師的立場，黃雅芬醫師還是抱持著正面積極的態度鼓勵家長們不要輕易放棄。

因此，對於星兒們來說，家長扮演著非常重要的角色，父母的支持與陪伴更能成為支撐他們努力學習的力量。而家長們也必須非常有耐心的和醫院或是療育機構保持聯繫、協力合作，同時將學到的各種療育資訊與方法，實際落實在日常生活中。

治療自閉症的方法非常多，父母們應該隨時注意孩子的狀況，找出最適合自己孩子的治療方法，因為從某方面來看，全世界沒有人能比你更了解你的孩子，每位**家長就是最棒、最好的專家**。

「早療是一顆種子，在之後的某一天才會發芽。」因此針對學齡前的孩子，老師們比較會採用「玩」的方式，或是以音樂治療來吸引孩子們的注意力，杜娟菁老師也建議家長們要有耐心去觀察和了解孩子。

我非常認同老師們採取玩的方式和孩子互動，因為我後來就放下「我是大人，我是爸爸」的觀念，嘗試陪著阿策一起玩。不論是在家裡或是在外面，我曾經跟著孩子坐在路旁的地上一起吃冰淇淋，跟他一起溜滑梯、玩沙子、玩水、洗澡，一起在玩具店裡挑車子，甚至在廁所裡一起大小便。

我要讓他知道，我不是在訓練你，而是跟你一起玩的「同伴」。就在將近半年玩在一起的階段與過程中，他的眼神開始與我對焦了，我和他產生了所謂的默契，我也逐漸了解他在想什麼。從玩的過程中，他很快樂的學習到基本的認知，他也在無聲的狀態下了解到，我的眼神與表情透露出怎樣的訊息，而我也更加了解他的內心世界。

所以協會初期除了安排家長的課程之外，也會將家長一起帶到孩子個別所上的課程中，讓家長們陪伴孩子學習，並了解老師和孩子互動的模式，以提高家庭對於孩子的正向幫助能力。

心理師主要也是在教導孩子在面對不同的環境時，要適應各種不同的要求。比方說，一個小一的新生，老師會先告訴小朋友：「聽到上課鐘聲響了要坐好，然後要注意看老師，要發問或回答之前要先舉手。」教過幾次之後，孩子們就能完全了解，並且做到老師的所有要求。

但是要教導自閉症的孩子，必須把這幾句話分割成：「一、鐘聲，二、坐好，三、看老師，四、舉手回答」等四個指令，讓孩子漸漸習慣後才能進一步了解並做到，而且還必須一直不斷重複的教，每個部分都是一種挑戰。

口語不是唯一的溝通

我們的療育課程進行了一個學期之後，開始也有些學校老師願意一起來共同參與，醫師和治療師們當然也是樂見其成。因為療育單位跟學校合作，可以讓學校扮演「自閉病房」的環節，當家庭、學校和療育團隊長期的陪伴和觀察，可以有助於釐清和改善一些問題，協助家長和孩子們找出問題或是答案。

當孩子進入學校以後，如果能夠和學校老師或是心理師互相配合，還可以延續孩子的**個別化教育計畫**（IEP），對於穩定孩子的情緒，以及掌握孩子的情況，都是非常有幫助的。

黃醫師：「自閉症的孩子有些是屬於先天生理上的問題，不是認知方面的，他們的困難在於不知道如何表達，因為他們做不出來某些動作，有的是手腳協調有問題，有的則是口語方面有障礙，跟位於城鄉區域，或是種族等因素都無關，住在偏鄉的孩子們，有時反而因為被包容、被保護，反而生活得很好。」

杜娟菁老師也強調，**自閉症患者需要一輩子持續治療**，輕度的患者，多半聽不懂暗喻、隱喻之類的話，碰到困難的事情時，容易會有焦慮和憂鬱的情況。而重度的自閉症患者不僅彈性很低、固著性強，講話直來直往，很容易引起誤會或是得罪人，一般人不容易和他們產生正常的社交互動，即使是家長本身，往往有時候也會不曉得孩子想表達的訊息究竟是什麼。

「早療不是要把孩子教好。」黃自強老師認為，孩子就如同一個有很多尖刺的球，是要設法磨掉一些，讓他得以融入社區生活。而**陪伴者或者說引導者最重要的任務就是「陪伴」**，陪著孩子一起發展。他呼籲政府應該帶頭鼓勵，讓自閉症的家庭能夠走出來，互相交流經驗。

杜老師和黃自強老師就曾一起輔導過一個小學三年級的孩子，他因為沒有口語能力，長期行為退縮，也無法表達自己的想法，來到治療室之後，總是會躲在角落，而且也不看人，不與人互動。

為了深入了解孩子的情況，杜老師還特地去了學校和家裡觀察，看看怎麼做才能幫助這個孩子。因為他家中還有兩個兄弟姐妹，所以媽媽也沒有多餘的時間和心力可以教他用打字的方式來表達，於是杜老師和黃老師一個教他，另一位老師則是去引導他看圖，花了很長的時間來和孩子建立互動和溝通的模式。

最讓我感到神奇的是，負責語言治療的黃自強老師竟然有辦法可以讓一個從來不肯開口說話的中重度的自閉症患者，終於打開心防，開口和老師溝通。

黃自強老師：「其實並沒有像孫爸說得那麼厲害，只是一開始我和那個孩子接觸的時候，沒有特別『要求』她一定要開口說話。治療是一種藝術，每個個案對我來說，都是獨一無二，完全不同的孩子，而且每一次都是新的嘗試，每次嘗試的過程也都很好玩。」

「印象中，那是一個國小三、四年級的女生，患有中重度自閉症，有行為問題。會習慣性閃躲，不跟人接觸，加上有過其他醫院的療育經驗，我猜想可能是負向的印象，導致她不願意開口說話，只會跟家裡親近的人說上幾句。」

「第一次她來到教室時，我只告訴她，玩具用完要收起來，然後就和她母親談話，沒有特別理她，也沒有和她對話。孩子彷彿在試探我的態度，只是不斷重複的拆裝玩具，最後她還是有把東西收好才離開。幾次之後，她可能覺得我對她來說是『安全』的，是『無害』的，才能夠慢慢丟掉對於療育的負面印象，從頭再來，也願意開始仿說，快三個月才肯跟人互動，六個月之後才有較為明顯的進步。所以在這過程中，也要家長願意等待和配合，我們有時候反而需要先安撫家長們的焦慮。」

「其實**溝通不是只有口語這一種方式**而已，像是嬰兒的哭聲也是一種溝通，有時候我們太執著於孩子一定要開口說話，反而會給孩子帶來壓力。而且除了說話之外，還有其他的替代方式，比方說也有先學打字的案例。我認為，療育不見得是要教孩子什麼，很多時候，陪伴和引發孩子的能力反而來得更重要，要在一個孩子們覺得安全的環境中，他們才能發揮自己。」

建立周邊支持系統

「在自閉症的患者中，一般來說，通常輕度的占比較多，中重度的算是少數。」王麗娟老師進一步解釋，但在臺東由於各方面的種種因素，中重度的孩子反而偏多，而家長們因為長期以來無法了解孩子的情緒及需求，在身心方面累積的疲累和挫折，也會讓他們較為依賴老師們。

黃雅芬醫師也指出，對於自閉症的家庭，除了家長與孩子的身心問題需要被治療與照顧之外，對於自閉症孩子的手足們的身心健康問題，也是值得我們大家去關心和注意的。因此，他們在接觸個案的家庭時，同時也會去了解他們周邊的支持系統，如果家長撐不下去了，那麼對於孩子造成的影響也可想而知，所以很多早療會另外安排課程給家長，主要的用意也是在此。

聽到黃醫師這麼說，所以我時常覺得自己很幸運，我和兩個孩子能夠碰到阿嬤一家人，在我困難無助時這麼無私的幫忙我。如果不是他們一家人，我一個人，碰到兩個孩子都是這樣的情況，太太又是重度憂鬱，我真的不曉得該怎麼撐下去。

安親班的莊璨瑜主任也建議：「家中有身心障礙孩子的家長們一定要想辦法找資源，無論是請家人或者是找朋友幫忙都好，千萬不要一個人硬撐。」

而我陸續也從很多例子中了解到，如果星兒的家中沒有其他親人能夠一起幫忙，再加上社會資源沒有適時介入協助，單憑家長一個人的力量是很難獨自撐下去的，所以社會上才會有那麼多身心障礙家庭的悲劇一再發生。

非常慶幸當時秀蘭阿嬤也建議我幫孩子們找家教，讓我可以有短暫喘息的機會，也幸虧先後有臺東大學幼教系和特教系的楊平如老師、樂樂老師，以及毛毛老師幫我照顧這兩個孩子，讓我不致於孤立無援。

也真的很感謝在那幾年當中，平如老師對於阿策和阿湛耐心的教導，上課除了利用遊戲治療的方式和他們互動之外，有一次，我們學校週末剛好要舉辦活動需要我去支援協助，於是小老師們騎著摩托車，大老遠帶著他們兩個去夜市打彈珠、吃肉包，還去了泰源猴子的家看猴子，這些都是我一個人無法為孩子做到的事。

我常說，早療只是起手式，是專業醫療人員交給我們的一把鑰匙，一把通往孩子世界的鑰匙，和星兒們互動溝通的起點而已。家長需要持續不間斷的將學到的療育重點落實在生活中，或是發展出更適合自己孩子的方式，不是把孩子完全交給醫師和老師們就沒有家長的事了。

那兩三年，在專業的醫療團隊的努力之下，收穫最大的就是看到家長們觀念上的改變，同時也加強了親子之間溝通的技巧，以及對於療育團隊的熟悉，不過，在成效方面，則需要更長時間的觀察才能看到實際的回饋。

兒心科醫師和治療師們也都建議家長，每一種療育課程「畢業」後，仍然要持續尋求專業的支持、陪伴與諮詢，因為星兒們也和我們一般人一樣，在不同的成長階段，總會碰到不同的問題。另外，家長自身的諮商也同樣重要，孩子跟家長之間的關係要保持良好，彼此間的互動和溝通才能順暢。

比起十年前，現今花東地區的醫療環境和品質雖然已經有很大的改變了，也有行動醫療車深入偏遠山區服務，但仍有條件限制。目前臺灣每年大約會訓練出十幾位兒心科醫師，黃靜芬醫師也期許，希望將來能有更多年輕的兒心科醫師和心理師可以一起為偏鄉地區的醫療深耕。礙於法令規定，「遠距醫療」雖然還未開放，她建議家長可多利用網路取得資訊，也期盼未來透過這樣的方式能為偏遠地區的孩子提供更多的幫助。

6

天使相助

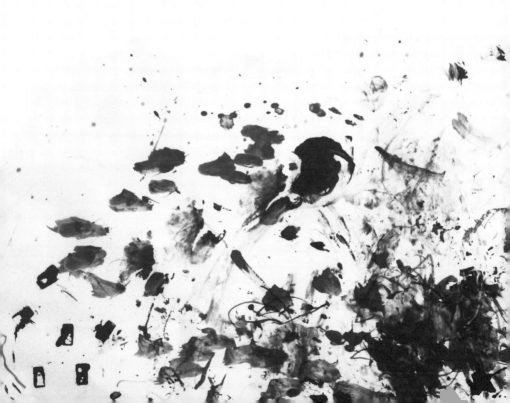

自從孩子確診是自閉症之後，一路走來，我們在醫療、教育、工作和生活各方面所面臨的種種難題，在在都考驗著我們的受挫能力和是否具備解決困境的智慧與勇氣。而罹患肺腺癌，更猶如上天在我生命中，出了一道最大最難的考題，也讓我重新省思，在有限的生命中所需把握的重點與當務之急。

雖然生命中需要「闖關」的障礙一重又一重，但幸好貴人和天使也一個接一個現身，促使我在絕境中不絕望，甚至集合眾人的力量，發揮更強大的潛能。俗話說天助自助，人助。

具同理心的友善職場

自從投入服務自閉兒的志業之後，一路上遇到許許多多的天使幫忙，當然首先最得感謝的，莫過於自己的上司願意讓我成就這份志業。

記得九年前我剛投入這個領域時，當時我的長官，也就是現任法務部矯正署署長黃俊棠先生，他一直鼓勵著我。在我準備成立第一個服務自閉症的團體時，他把我請進辦公室，像一位老大哥一樣，很和善的跟我說：「我們二度當同事也算有緣，對於你的遭遇，我無法在實質層面上幫你什麼忙，只能跟你說自己要堅強。聽說你要籌組協會，總是要用到錢，我這裡只有五萬元和兩臺舊電腦可以幫助你。我了解你做事的態度，加油！」在長官的支持下，於是我在公餘之暇得以全力投入。

後來我轉調國小服務，在我服務的第二所學校，由於校長張能發先生的表弟是一位重度的自閉兒，所以在報到的第一天，我在他辦公室裡，張校長就跟我說：「我知道你是在解決自閉症家庭最重要的問題，站在教育的角度上，當然期待你的想法與理念可以實現。」

聽到這些話真的讓我倍感溫馨，也覺得自己很幸運，能夠遇到這樣的校長，讓我在公餘之暇能夠爭取到更多的資源來幫助這些弱勢中的弱勢。

一年之後，校長榮調他校，本以為可能再也無法在公餘後全力衝刺這份志業，沒想到，新調任的洪婉莉校長，更能體會我們這些自閉兒家長的難處與苦境。

有時候孩子早上起床後偶爾會鬧情緒，因而無法準時到校，校長對於這樣的情形都能體諒，也會讓我請小時假去應付這些突發的意外狀況。而且，校長每年一定都會主動邀請協會的孩子們來學校與全校師生同樂，讓我們這些孩子能和其他的小朋友一起體驗融合教育，也讓小學生從小學習到幫助弱勢的概念，洪校長在教育觀念的高度和同理心真的是非常少見的。

洪校長曾經跟我說：「中光，我沒有這樣的孩子，所以我無法完全同理你的痛，但只要對你有幫助的，我都會盡量協助你。」她的一席話讓我感動不已，至今我仍然記憶猶新。而校長的先生也是臺東大學教育學系的李偉俊教授，我們同是教育處鑑輔會的委員，在每一次的會議上，李教授都是站在孩子與家長的立場和角度，替孩子爭取最大的教育資源。兩位可以說是真正的教育家，真正在替孩子們著想的。

在學校裡，我的直屬上司陳瑞彬主任，他是一位衝勁十足的年輕人，具有一顆極為善良的心。他跟我說，只要你工作做完不出差錯，你有事情時就安心請假去處理，我希望我能幫到你，讓你去幫助更多的孩子與家庭……

除此之外，豐年國小的每位老師都充滿了包容心與愛心，讓我在這條路上走得不孤單。這是一所最友善的學校，非常感謝豐年國小的校長、每一位主任，以及老師們願意幫助我，協會今天能夠得以成長和茁壯，就是因為有您們這群好同事的存在。

職場環境對於自閉兒或特殊兒的家長是非常重要的，因為願意同理家長的同事會給家長帶來無限的溫暖，對於一年到頭，終日不得閒的對家長而言，職場有時反而會是一個得以暫時喘息的地方。

在工作職場中，若是同事態度冷漠，或者上司只會一味在公務上嚴格要求，完全不能同理家長的苦，此時各種有形、無形的壓力，以及那種孤獨無助的感覺，真的會讓家長們心力交瘁。

因為家長完全無法預測，孩子何時會情緒爆發或行為失控，特別是在一大早趕上班、上課的時間，往往會因為這樣的因素而被上司貼上標籤，甚至誤會家長的工作態度不佳。

其實家長是人不是神，下班後又要面對孩子的吵鬧，所以有不少家長禁不起折磨，很多人都是身心科門診的常客。

也藉此呼籲在職場上的朋友們能夠多些同理心，讓家有特殊孩子需要照顧的家長，不要再有這樣孤單無助的感覺了，因為我也曾經經歷過這一段路程，所以很能體會那種感覺。多些同理，少些誤解，你幫助了這些家長，我相信家長會感激你一輩子的。

「非愛不可」的強大後盾

我因為癌症住院開刀，卻因此先後認識了很多癌友，我們後來還在Line上面成立了一個「非愛不可」（肺癌不可的諧音）的群組。有些癌友們雖然現在已經先去當天使了，不過這些癌友們的可貴之處在於，他們並不會因為他們自身的病痛，或是生命長度的有限，而有損於對於生命的熱情與人性良善的發揚，一路走來，他們真的是給了我莫大的支持、鼓勵與建議，可以說是我背後一股強大的支持力量。

癌友曾祥麟是從事印刷業的工作，因為曾經當過老師，所以我都叫他「夫子」，他則是叫我「笑長」（很會講笑話）。在各方面的觀念，他影響我很深，可以說是我的「生命導師」。像是他早早就買好了以後要住的「房子」，他常常說：「這件事無論是誰都躲不掉，所以要早早做好安排。」結果他在一年多之後，住進去他所選的新家，協會創立之初，他送給我兩盒名片，還自己篆刻了鏤空的印章送給我。

至於我們協會名片和DM上的圖片，則是另一位癌友卡斯柏出錢購買圖片版權提供製作的。非常遺憾的是，卡斯柏已經到天上當真正的「天使」了，看不到協會今天的發展與茁壯，不然，以他對於公益的熱心程度，一定會很樂意繼續提供我們很多創意和想法的。

臺中有一位癌友的太太，在我們協會創立之初，就一口氣連開了十二張五千元的支票給我們，說是要為我們加油打氣，真的帶給我們極大的鼓舞。

黃佳硯老師，則是當年我肺癌手術開刀後回到臺東休養時，在臉書抗癌社團中所認識的肺腺癌癌友。她在臺東高中擔任英文老師，而我當時則是服務於康樂國小，我時常與她聯絡，並請她幫我看病歷，她的許多建議讓我安心不少，也獲得寶貴的抗癌訊息並增進信心。

聽說我要籌備臺灣自閉兒家庭關懷協會時，黃佳硯老師二話不說跑來學校找我，立刻塞給我三萬元做為資助。我當時告訴她：「我現在還無法開收據，怎麼能收下這筆資助款呢？」

她回答我：「只要有希望，只要去做，就會有成功的機會，至於有沒有收據就不是這麼的重要了，而且我相信你一定會努力去做到的。」至今我還很清楚的記得，那是一○四年一月寒假的時候，黃老師，真的謝謝您對我的信任。

另一位癌友古婷，別名鴨鴨，也是讓我非常感動的。她是一位肺腺癌四期的癌友，自己一個人在臺北工作，身邊也沒有家人照顧，是她告訴我應該如何照顧自己，因為她，我才開始接觸中醫保養，也因為這樣，使我術後身體狀況至今仍然保持良好，是她給了我無比的信心。

也是因為她的介紹，我特別跑去臺北市立聯合醫院中醫部的許中華院長那裡看診，直至二〇一七年十一月，許院長特地來臺東看了我們的現況後，並且於今年三月起，每個月都特地來臺東一次，為癌友及其他病患義診，也算是一份非常難能可貴又特別的緣分。

自助天助 貴人相助

這一路上，若沒有幾位重要的「天使」出現，就憑我一個人是絕對無法去幫助更多家庭的。

第一個對臺東的孩子伸出援手，則是要感謝周美青女士。她協助我們找資源，補助我們的療育計畫所需的各種經費，讓我們臺東的第一個自閉症協會得以開始運作，我們才有辦法請到優秀的青少年兒童心智科專業團隊到臺東，造福臺東的星兒和家長們。

後來我在投入服務的兩年內，將整個兒心科醫療團隊找齊，每週進行各項療育課程，因為「愛」，將這群團隊結合起來，因為「愛」，社會各界願意伸出援手，因為「愛」，讓臺東孩子享有真正的專業療育。

前臺東縣縣長黃健庭及夫人陳怜燕，則是感同身受的一路陪伴並且時常為我打氣加油。臺東特教學校也是在黃縣長任內蓋好的，非常幸運的，那年阿策剛好是第一屆的小一新生。

成立協進會時，我在泰源技訓所任職，每天往返市區和臺東縣東河鄉，光是車程時間就要兩個多小時。小燕姐告訴我：「你在這麼偏遠的山區，能幫助多少孩子呢？」在她的協助下，我申請調職到市區，在離特教學校很近的一所小學上班。不但方便接送孩子上下課，同時也能有更多時間可以處理協進會的事。

當我罹患肺腺癌時，小燕姐幫我安排至北榮接受治療，並不斷的為我禱告；當我住進北榮時，縣長第一時間請人送花來祝賀我早日康復，但因為花粉的緣故，胸腔科病房不能放真花，最後送到護理站；當我在北榮接受手術時，小燕姐每天都來電話關心我的病情，同時也在電話中帶著我禱告；當我告訴她，我很想念我的孩子，也擔心孩子的情況，隔天她就立刻到臺東特教學校替我去看兩個孩子，還拍了許多和孩子們互動的照片讓我安心開刀。

當我因為協進會沒有經費而煩惱的時候，身為虔誠基督徒的她告訴我：「神自有安排的，沒有錢會讓我們更團結，有錢反而煩惱。」當我手術初癒，最終選擇離開協進會的時候，她也告訴我：「神讓你離開這裡，就是要讓你好好休息。」

回顧這一路走來的足跡，真的非常感謝她，總是在每一次我需要幫忙時像個姐姐般的全力協助。還有她的祕書楊婷凡小姐，也是默默的擔任幕後英雄為我們忙東忙西。

還有當時臺東縣政府社會處兒婦科科長歐斐君，幫忙把一些經費撥給我們一起來幫助孩子。當時社會福利科科長高忠雲，承辦人楊幸錦科員（現任社會救助科科長），也是一直被我追著跑，長久下來，我們於公於私都建立起深厚的情誼。

而當時前後任教育處長林輝煌先生（現已退隱山林）及劉鎮寧先生（現任屏東大學

教育研究所所長）更是相挺到底，為這些孩子的教育資源一路打拚。

尤其當時在黃健庭縣長指示下，開辦全臺唯一不收費並提供午餐的「特殊學童學前準備班」，當時的特教科科長劉俊億先生及特教資源中心主任楊秀菁女士更是全心全力的付出，讓我感佩不已。

繼任的楊邦遠科長、莊玉秀科長、林政宏科長（也是現任的教育處處長）這些都是一路上支持著我向前邁進的重要天使。

尤其莊玉秀科長對我的支持讓我感激一輩子，每次在教育處開會，她總是站在家長及孩子的立場考量，平常也很關心協會小作所的孩子們，有時看到我去開會，就捐款給我們協會，搞得我都不好意思，但她說這是幫助那一大群孩子的。

還有教育處特幼科各承辦人都會幫助我，八年多來，和這些好朋友們都培養出相當深厚的革命感情。也多虧有這些「天使」和「貴人」的相助，讓我這一路上得到眾多幫助，完全不孤單。

從零開始的點滴之恩

協會成立之初，我寫了計畫到「兆豐慈善基金會」，在獲得經費補助後，我們得以延請北高兩地最優秀、最具熱忱的早療團隊進駐，讓臺東的星兒們和家長，不必再忍受醫療資源的匱乏，或是千里迢迢的到西部去就醫看診了。

像是兒心科黃雅芬醫師、臨床心理師王麗娟、杜娟菁、蔡佩玲、許芳菁老師，以及語言治療師黃自強老師等幾位專業的醫生和老師們，每個月都會固定抽時間飛到臺東，協助我們臺東自閉症家庭的家長和孩子們。

一開始，醫師和老師們先到臺東來，針對協進會裡所有的孩子進行了解和評估，暑假後再依照能力做編班。根據黃醫師團隊第一階段初步完成評估的個案就有二十七個孩子，可以想見，臺東偏遠地區不知道還有多少自閉症的家庭和孩子亟需大家的幫助。

更重要的是，臺東地區的家長們對於自閉症和早療的資訊不足，所能給予孩子的環境刺激也不夠，再加上經濟上的限制，使得能有時間長期陪伴孩子治療的更是少之又少。所以這些專業的醫療團隊，反而需要花更多的時間和家長溝通，進行衛教，畢竟在早療的階段，家長是非常重要的一個環節。

坦白說，那時候能夠請到這些醫師和老師們，完全靠的是他們對於偏鄉自閉症孩子們的一份心意。因為協會才剛成立，經費非常有限，只能提供醫師和老師們來回的交通費用和住宿費，以及象徵性的微薄診療費，但是老師們仍然願意固定撥時間到臺東，暫時放下手邊的工作，可說是情義相挺，友情贊助，而這一路的相挺和支持，就一直持續了一、兩年之久。

在租了場地做為孩子上課的教室，以及一間當做小辦公室之外，就沒有多餘的錢可以買器材和教具了，當時的房子，甚至連上廁所都要走到外面另一個公共區域的廁所。

老師們每次上課時，總是千里迢迢，非常辛苦的從臺北扛一大堆教具和玩具到臺東來，後來實在太辛苦了，索性放了一些輔助器材和教具在教室裡，高雄長庚醫院的謝玉蓮心理師知道了，也特別贊助了我們一大半以上的書籍、器材和玩具，也讓孩子們能得到更多幫助。

只不過很可惜的是，在我離開協會後的隔年，這些專業的醫療團隊的醫師和老師們，也因為協會主張「落實在地化」的政策而不得不暫別臺東，讓好不容易才建立起來早療資源因而中斷，許多孩子們失去一個可以依賴和信靠的醫療團隊，也讓剛剛發芽的早期療育成效夭折，這件事在我心裡始終是個很大很大的缺憾。

「醫」路走來的好朋友

家有自閉兒的家長們，一定都很能了解，平常要帶孩子出門就已經十分很不容易了。當孩子生病時，要帶去醫院看診，更是困難重重。兩個孩子上幼稚園後常常輪流生病，在診間更是滿場亂跑，根本無安靜坐下來看診。如果後面還有其他病患和家長在排隊，真的也是讓我頭痛不已。

那時臺東基督教醫院小兒科有個年輕的鄭弋醫師，知道我家孩子的情況後，主動留了他的手機號碼給我，告訴我有問題時可以打給他，他也可以利用晚上沒有診時幫孩子們看診，我也常在電話中向他諮詢，得到許多協助。在那種特別無助的時候，有個醫生願意這樣主動幫我，我真的說不出心中有多麼的感激。

我罹患肺腺癌的時候，剛開始是在臺北榮總胸腔內科看診，後來經由醫師轉診到胸外黃建勝醫師的門診治療。各項檢查都是黃醫師親自拜託其他醫師，而且還一直追著報告。

後來手術完成，我回高雄休養，月底再度回到醫院拆線時，黃醫師才好奇的問我：「你怎麼認識我小姨子？」

直到那一刻我才恍然大悟，原來黃醫師就是一直默默幫助協會的綺麗珊瑚集團經理洪為杰夫人的親姐夫，她不但請黃醫師特別關照我，甚至經常打電話給黃醫師關心我的病情。然而這位低調幫助我的鄰居，卻從來沒有告訴我這件事，也讓我心中感動莫名，原來因為這群自閉症的孩子，我反而從中得到了更多更多。

認識楊重源醫師十幾年了，起初是因為我太太是他的病人而認識的。後來孩子上小學之後，就在楊醫師那裡看診。楊醫師教會我很多觀念，也在很多重要時刻拉我一把或是給我「當頭棒喝」。比方說，我剛開始很排斥讓孩子吃身心科方面的藥，總覺得藥物會成癮，還會傷到腦神經，產生副作用之類的。

「你覺得我會去害你的孩子嗎？我首先考量到的一定是安全的問題。」

「你如果不讓孩子吃藥，他們要如何穩定下來好好學習？」楊醫師的一番話徹底改變我的想法，之後也證明了，孩子藉由藥物穩定下來，的確是比較容易靜下心來好好學習。

經過這些年，我們兩個人現在不但互為好友，同時在生活中和工作上也是互相幫助，彼此扶持。

7

小男孩會長大

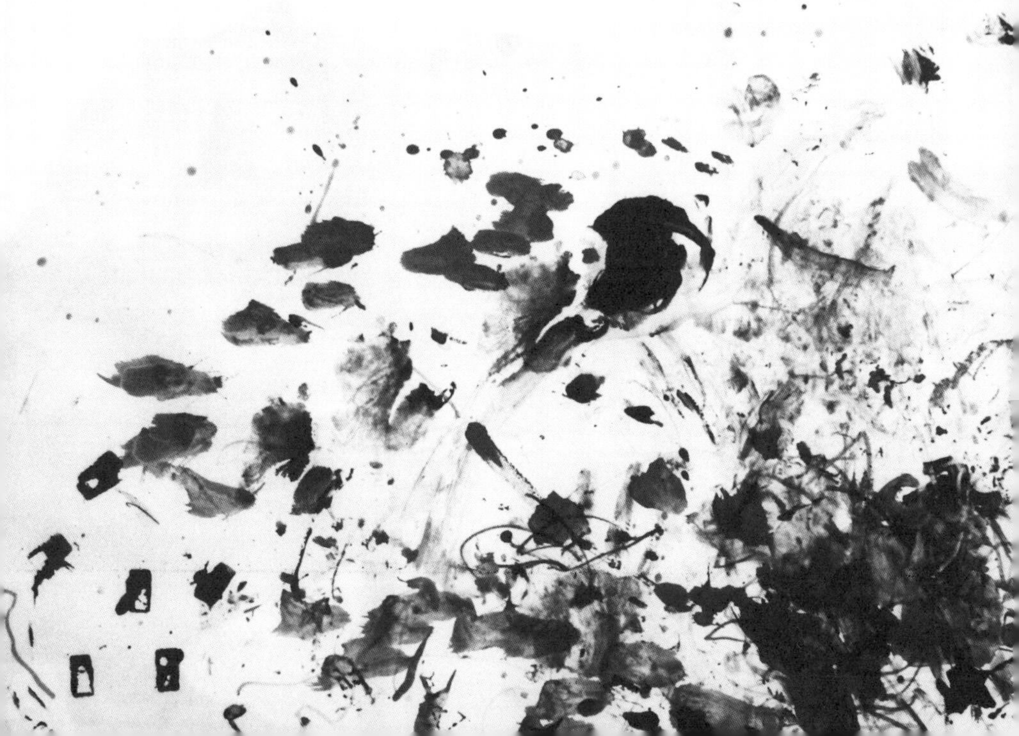

星兒在成長的過程中，和健康的孩子一樣，也會遇到許多的困難。從早療時期、求學時期和高中畢業後，孩子們與家長都必須面臨許多的抉擇與難題，而環境上的改變，更會讓星兒們產生極大的不安全感，造成他們在情緒與行為上強烈的起伏變化，也形成他們與周遭環境和這個社會間的一座「高牆」。

牆內的人走不出來，或者說根本無法走出來，而牆外的人因為不了解而更加排斥與抗拒，久而久之，形成一種難解的惡性循環。星兒和他們的家長們，在孤立無援的情況下，身心各方面都遭受極大的壓力與磨難。

自閉兒三部曲

我時常說，自閉兒有三部曲：早療時期、求學時期、高中畢業後。

一、早療時期（就醫階段）

這是家有自閉兒的父母們最辛苦的時期，因為每個地區的資源不同，都會區的孩子通常會比較早被篩檢出來，偏鄉地區的父母或者是隔代教養的長輩，則由於本身觀念不夠，對於訊息掌握較為不足，所以孩子往往會在年齡很大時才被發現是自閉症。

在孩子確診前後的那段期間，家長們一方面要帶著孩子四處求診看醫生，另一方面，夫妻之間彼此對於孩子在醫療、養育，以及教育方面的溝通與磨合，也很容易產生磨擦與爭執。家庭工作兩頭燒，對於夫妻倆承受壓力的抗壓性，是種很大的考驗。有部分家長也會變相的將壓力發洩在孩子身上，對於孩子來說，更是一種負面的刺激。

不僅如此，彼此還要承受來自於雙方家長、家族親友，公司主管與同事，以及生活周遭環境的各種質疑眼光與壓力，有的家庭甚至還會彼此質疑是對方的家族遺傳因子所導致。像我自己就曾經面對家中長輩的不了解，認為我們夫妻「不會教孩子」才導致孩子變成這樣的。

一旦確診後，也要帶著孩子去上各種早療的課程和治療，對於父母們來說，時間經常不夠用，而且也會因為對於自閉症的認知不同，對孩子的復健或痊癒，產生不同的期望與落差。

二、求學時期（就學階段）

等到小孩子正式上小學之後，隨著年紀增長，待在學校的時間也愈來愈長。因為父母好不容易可以暫時鬆一口氣，好好休息了，所以有的家長會傾向於把孩子完全交給學校和老師。

即使孩子經過早療階段，經由各種復健或是治療產生改變和進步，但是真正進入學校就讀後，仍會面臨不同的人際關係和各種適應難題有待解決。高功能的孩子或許「社會化」較為成功，可以「假裝」成正常人，但事實上很多孩子往往因為面臨環境的轉變，而且接觸到全新的人事物，多半都會需要一點時間來重新適應。

在求學階段中，孩子一路從小學、國中，到升上高中或高職，都有學校老師照顧和同學圍繞在身邊，又有不同時期的課業目標要學習，父母親往往也很容易在這段時期因為徹底放鬆，忘記了之前帶孩子的種種辛苦經歷。

事實上，家長仍然需要和學校老師保持聯繫，隨時了解孩子在校的狀況，唯有學校和家庭之間互相配合，才能提早因應孩子的適應問題與情緒上的變化。

三、高中畢業後（就業階段）

當他們成長到十八歲，即將走出校園大門之際，父母們才猛然發現：孩子高中畢業離開校園以後，將何去何從？父母們放鬆後卻忘記去思考與規畫孩子未來的出路，孩子離開學校之後怎麼辦？社會上會有公司行號願意接受他們嗎？

大多數的星兒們，如果能夠具備生活自理的能力，對於父母或是身旁照顧的人來說，已經是很不容易的一件事了。至於能否進入小作坊工作，並且順利留下來，也會因為每個孩子自身條件和對於環境的適應能力而有所不同，並非所有的孩子都有這樣的機會的。

絕大多數的孩子不外只有兩條路可走，一是在家由父母親全職照顧，二是如果父母親年紀大了或是沒有餘力，只好選擇送到機構安置。

十年的頓悟

十年前，我帶著阿策去高雄長庚醫院進行療育，接觸到資源較好的環境之後，我逐漸燃起了一線希望，心中默默期盼著：說不定，我家的孩子有可能會是個「奇蹟」，總有一天他會好起來的。

但是，隨著時間的過去，我也漸漸的了解到一個不爭的事實：**自閉症只能改善，不可能完全痊癒**。

當阿策終於到了要上國小一年級的年紀，其實我心裡一直感到很掙扎，究竟要讓他讀普通學校的普通班和抽離資源班，還是要讓他去念對他會比較有幫助的特教學校？

兩相權衡比較之下，我靜下心來仔細分析，以他的能力恐怕無法進入普通班和資源班就讀，當時剛好國立臺東大學附屬特殊教育學校第一屆國小部正在招生中，所以最終我還是選擇了特教學校，**交給專業是我唯一能做的**。因為他們必須要有「被照顧能力」，當孩子的被照顧能力越好，將來照顧他們的人也比較輕鬆，就能獲得較高品質的照顧。

早療不能說沒有效果，但也不能完全寄望於早療課程上，在孩子早療的這一部分我盡全力做了，但還是會受限於自閉症本身症狀的特質與情緒性行為。

以現行的法令規定，特教班的師生比是一比五，也就說是國中以上滿員十五個學生，需配置三位老師，國小滿員十個學生，需配置二位老師與一位助理人員。一般學校的資源班則是將特殊生集中在一起上課，但礙於法令與現實環境的情況，「巡輔老師」們有時需要支援偏鄉或是其他學校，課堂上往往只剩下一位老師。

相比之下，特教學校有專門的師資與足夠的人力，而且專業度夠，資源豐富，課程內容規畫也非常生活化，側重在讓孩子學會生活自理，比方說有時會帶孩子到賣場去進行校外教學，讓孩子們學會如何運用金錢買東西。

或許六歲前的早療資源，在軟硬體各方面，臺東遠不如臺北和高雄。但是當孩子進入小學階段之後，在特教學校所能獲得的教育資源與協助，臺東特教學校可說具有非常專業且完整的團隊。

因此，對於我的孩子來說，選擇集中式特教班反而能得到更多的照顧與幫助，學習的環境也來得更適合。

我聽過不少父母因為擔心孩子上特教學校容易被「貼標籤」，必須承受周遭的眼光，所以選擇一般學校的資源班，可是也要考量孩子的學習能力與應變能力，是否能夠跟上學習進度，並且融入同儕團體中，和同學產生良好的互動與建立人際關係，否則，對於家長和孩子來說，可能也會是另一種壓力。

東特的高中的教學方向，主要會以孩子未來比較有可能接觸進入的產業，做一些相關行業的就業輔導規畫。比方說，會針對電腦、烘焙、客房整理……這類比較不會有過多人際互動的工作內容為主，讓孩子盡可能在畢業前，具備各種專業能力，至少能夠學到一技之長，可以靠自己維持基本的生活。

試想：這些孩子踏入社會後，到底有多少企業和公司行號可以接納他們？一般老闆會接受一位堅持度如此高的員工嗎？他們與同事間會不會有相處上的問題，甚至產生摩擦衝突呢？

事實上，他們真的很難進入一般職場，至少我所接觸到的成年孩子大部分都宅在家裡，這種情形我們只能接受，並設法為孩子的未來及早做規畫。

另一方面，小孩畢業後待在家裡，失去原有的規律生活，對他們來說未必是好事。因為他們有很多事情都不會做，或者因為他們本身的「固著性」，只會執著於他們自己想做的事。

每天只能和父母待在家裡，朝夕相處的時間一久，多少也是會和父母發生磨擦，嚴重的甚至還會產生暴力衝突，加上與外界的聯繫和互動變少，孩子本身甚至會有「退化」的情況產生。所以，這也是我之所以要成立「臺灣自閉兒家庭關懷協會」的主要原因。

孩子出了校園之後，的確將是家長們最沉重的甜蜜負擔，因為沒有學校可去了，有些人甚至連小作所都進不去，這群孩子將何去何從呢？各位家長必須勇敢的去面對、去思考，這是家長們最大的課題。

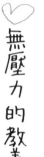

無壓力的教養方式

這些年來，我接觸到許多成年孩子的家長，其中有幾位家長所分享的經驗，更是讓我驚駭不已。

當時我們剛從長庚回來，在因緣際會的情況下認識了一些家長，難能可貴的是，他們都非常樂意分享自身彌足珍貴的經驗。

不可諱言的，每一位星兒的家長，總是希望自己的孩子是那萬中選一的奇蹟，不然就是盼望在我們家長離開前，讓他們能擁有足夠照顧自己的生活能力。對於父母來說，這是他們心中最熱烈的期盼和渴求，可是對孩子而言，卻是一種無形的巨大壓力。

有一回，一位家長看到我家孩子如此自由自在的模樣，竟若有所感的跟我說出她的寶貴經驗，我永遠忘不了，她當時邊說邊掉淚的情景。

她說，如果她的孩子跟我家孩子一樣大的話，她再也不會逼著他必須成為健康的孩子。因為她的孩子小時候，大家都誇讚他很乖、很優秀，然而孩子的乖巧與優秀卻是她不斷的強迫孩子所塑造出來的。

到了孩子上高中時，居然反抗到一發不可收拾，整個眼神變了，任她怎麼說怎麼喊都沒有用，孩子在家待不住，成天往外跑，個性和脾氣變得很古怪，又有暴力傾向，任何機構都不願接納她的孩子，至今她仍在找尋孩子的落腳處……

另一位家長也告訴我，孩子小時候很乖，還訓練到會自己搭公車，課業各方面也不錯。但是到了高中以後，除了自閉症之外，還有強迫症。他們都跟我說：「孫爸，你讓孩子回家後一點壓力都沒有，是一種很好的教養方式。」

但是他們兩位家長都不知道我的辛苦和痛處，我只是覺得，應該多給孩子一些自由。試想：若你是孩子，一天到晚聽到的都是「這個不行」、「那個不行」，你自己會有什麼樣的感受呢？然後又一直被強迫做你不喜歡的事情，久了之後只有負能量一直產生，直到有一天承受不住了，爆發出來也就不會覺得奇怪了。

最近這五年最常看到的例子是，孩子都是有能力的，但就是無法進入職場，畢竟職場是很現實的環境。還有家長跟我說，孩子一個工作都維持不到一個月，最後就是待在家成天玩電腦……

其實每個星兒都有自己的情緒和行為，也需要讓他們適時的宣洩。據我所知，絕大多數的星爸、星媽們其實無論內心與外在，都時時承受著巨大的壓力，不僅自我催眠孩子以後總有一天會好的，同時也為了這個目標，給孩子和自己帶來不小的壓力。很多家長們也在看身心科門診，更有許多人要靠安眠藥才能入睡。我很想告訴這些家長們：「真的要饒了自己，也饒了孩子。」

回想當時讓兩兄弟亂畫時，幾乎所有的老師及治療師一直強調，要我一定要讓孩子學會在紙上作畫（唯有阿策的第一堂課的謝玉蓮心理師不反對），但我還是讓孩子自由發揮，誰說畫畫一定要畫在紙上呢？為什麼一定要強迫他們變成正常人呢？如果強迫有效的話，那自閉症豈不是就可以從這世界上消失了？也許我不會教孩子，但我會給孩子一個快樂的成長空間。

教育是家長的事

勛媽是我認識的星兒家長中，讓我非常佩服與動容的一位。對於孩子是星兒的情況，她從不遮掩，不僅能夠坦然接受事實和面對，並且以正向、積極的堅韌態度，包容著孩子的一切，是位非常堅強勇敢的媽媽。

她的兒子小勛是在一歲六個月時發現是自閉症，一歲十個月開始進行早療。勛媽告訴我，醫院做出診斷後，僅安排了職能和語言治療，為了提升孩子的溝通與人際互動能力，她陸續幫小勛安排了遊戲、音樂、物理等各種治療，一節課的費用大約是一千二百元左右，每次約三十至四十分鐘，其中有十分鐘是治療師和家長的溝通討論。

可以想見，如果家裡有個星兒需要長期治療與復健，對於每個家庭來說，都是一種不小的經濟壓力。

而臺北的資源雖然多，但是勛媽表示，其中良莠不齊的治療機構也是頗多的，建議家長們最好還是得多方打聽和請益，以避免「踩雷」。儘管北部的早療資源極為豐富，可是依照兒少法的規定，一旦年滿七歲，孩子都得被迫「畢業」。七歲以上的孩子，如果要做復健或是物理治療，得和許許多多的成人一起競爭有限的名額，根本很難排到醫院的物理治療。勛媽看到報導上醫療專家的建議，平常只有多帶著孩子拉筋，以保持肢體動作的靈活性。

小勛七歲那年，勛媽覺得孩子的能力還不適合入學，於是申請緩讀一年。

原本小勛的一切狀況還算正常，有一陣子她和先生、婆婆三個人因為公事或是旅遊而輪流出國，因為家中成員沒有「全部到齊」，而自閉症的孩子或多或少都會有一些特定的固著行為，孩子開始出現自殘、撞牆的激烈行為表現。她猜想，小勛可能是因為缺乏安全感才會有這些反應，為了安撫他，勛媽時不時的會主動抱抱孩子，久而久之，這樣的肢體接觸竟然有效的讓孩子的情緒緩和下來。

第二年，她再次提出緩讀申請，卻沒想到被主管機關拒絕了，因為每個孩子一生只有兩次申請緩讀的機會，申請單位建議她把另一次的緩讀申請，保留到孩子升國中的時候，當孩子面臨較大的環境轉變時，通常會有一段適應期，有的孩子真的沒辦法適應，才會再次選擇緩讀。

於是，孩子只得進入小一就讀。為了孩子能夠在特教小學接受專門的教育和資源，勛媽也是多方詢問，經由別人的推介，還得通過鑑輔會評估，同時戶藉也要轉入該地區，才能正式進入臺北市的特教學校。沒想到，進入小學之後，反而成為她和孩子惡夢的開端。

她的孩子因為老師失格，而發生了受虐的事件，才上小學兩個月而已，小勛經常因為情緒上的波動，竟然發生便溺在褲子上的情況，最高紀錄，勛媽曾經一天要洗十二件內褲。不僅如此，周遭的人如果不小心踩到小勛的「地雷」，便會引爆他的情緒，一開始他會咬人、撞人，經由勸說或阻止，後來小勛開始咬自己，經常帶著一身傷痕回家。

「我現在看到他受傷，已經可以很淡定了，只要不是重大傷害，我都可以承受得住。」

後來勛媽出面解決孩子受虐事件未果，只能幫孩子辦理轉學。勛媽認為，在我們的生活中，變動是一種常態和慣性，只有讓孩子早日適應並且接受「改變」，他們才不會每次面臨改變就緊張不安。所以她每週都會帶孩子出門，到處走走逛逛，沒有給他什麼壓力。

「帶出去雖然很累，但絕對是必要的，因為孩子無形中也在學習，而這段時期的進步速度也最快。不過社會上很多人對於這種孩子的包容性不夠，經常會指責我們家長不該帶孩子出門，會干擾或是影響別人。」

幸好，勛媽本身的意志力夠堅強，完全不理會這樣的「批評和指正」，也幸好她在孩子的早療階段，認識了三位具有革命情感的朋友，後來也都成為小勛的乾媽，同時也是陪伴支持她的好夥伴。

對於星兒家長，勛媽有話要說：「百分之七十的家長會把問題交給別人，例如學校或是治療師；但**孩子是自己的，教育也是家長的事**，所以家長的心態要改變，**跟孩子的互動要建立在情感上**，很多事我們要先做給孩子看，他們才會產生安全感。」

孩子的未來在哪裡

在阿策和阿湛進入臺東大學附屬特殊教育學校之後，我曾經擔任過幾年的家長會長。大約是在阿策三年級，阿湛二年級的時候，每天和他們一起搭交通車上下學的孩子們，可能是時常看到我送阿策他們來搭車，久了之後，也和我熟了起來，都會非常有禮貌而且熱情的叫著「會長好」或是「孫爸好」。

我注意到他們當中有幾個高二、高三即將畢業的大孩子們，每每看見他們，心裡都會忍不住想：「他們的未來該怎麼辦？」

那年三月，「臺灣自閉兒家庭關懷協會」剛剛成立，學期末的時候，也受邀參加了他們的畢業典禮。

看到孩子們臉上無憂無慮，笑嘻嘻的表情，恰巧與父母們臉上那種憂心忡忡的神情形成強烈的對比。更是讓我不斷回想起，我因為肺腺癌而住院開刀的那段時期，心中最牽掛的問題就是：「如果我走了，我的孩子以後該怎麼辦？」

看著眼前這些大孩子們，不曉得他們將來又有什麼地方可以去，我那時在心中暗暗下了決定：「你們也都算是我的孩子，再給孫爸一點時間，我一定會努力幫你們找一條出路的。」

一般普通的孩子，在他們高中畢業前，就會提早思考和準備，未來是該繼續升學還是準備就業，而且也會不斷的和父母師長們討論，未來的路該怎麼走。可是大多數的星兒們根本不可能去思考關於「未來」這樣的人生課題，更不可能會主動向父母提出以後想走哪一條路。

所以，我不時會碰到許多家長們焦急的向我求助：「我的小孩已經高中畢業了，短期內我們或許可以照顧他，可是我們做父母的總有一天會老，會比孩子先走一步，到了那一天，孩子以後應該託付給誰照顧？」

高功能的星兒或許像王麗娟老師所說的一樣，由於「社會化」較成功，可以偽裝成正常人融入社會，進入一般公司裡工作，但畢竟僅有極為少數成功的例子。我們常在新聞報導中看到那些在庇護工場、烘焙坊，或是餐廳工作的星兒，其實多半是功能較高的孩子。

部分孩子也許剛開始會試著進入一些公司行號中工作，但是過沒多久，常會因為無法適應職場中工作任務的變動，上司交代的工作指令不易理解，以及繁複的人際關係往來，最後還是會回到家裡，由父母全職照顧。等到父母年紀大了，或是身體健康狀況不勝負荷，最終不是託付給孩子其他的手足照顧，便是只能送到安置機構。

相較於其他心智障礙或是身障患者，許多安置機構大多不願意收託自閉症的孩子，因為星兒們的情緒變化和照護問題，反而較其他心身障礙的患者更為棘手，所以大部分的星兒們在學校畢業後，反而失去了規律的作息和生活學習重心，也失去了一個可以安身立命的所在。

看到王麗娟老師在她的粉絲頁上寫著：「**待自閉症孩子成年、中年甚至老年，臺北臺東一樣艱難**。照顧大孩子需要專業、永續的團隊，不是硬體問題，更不是錢的問題。大方向上，我支持家長尋找合適的機構將孩子交託出去，親子雙方都需要獨立和冒險，別拖到孩子五十歲，家長八十歲才處理。在個別情況裏，我尊重每位爸媽的努力，別太累了。」

王老師的話，更是一針見血的指出，目前自閉兒家庭所面臨的最大問題與無解的困境。

然而，大多數的父母總是抱持消極、觀望的態度，等著別人來做些什麼，等待政府單位或是社會機構捐款幫忙，等著能有安置機構願意收留，想著日子能過一天是一天，卻很少想過自己也可以「跳下來」為孩子做些什麼，能夠真正幫助他們扭轉未來的事。

8

自閉症患者
能做什麼工作

自閉症的孩子普遍具有固著性、情緒障礙和溝通上的困難，功能較高的，或許能夠融入社會團體中工作，但這畢竟是較為少數的例子；情況嚴重的，大多數僅能做些單一、簡單、重複性高的動作。

協會所屬的小作坊提供給孩子們一個可以共同打拚事業的地方，讓他們得以靠自己的力量站起來，不僅能建立自己的自信心，同時也能減輕家裡的負擔。而共伴家園的設立，除了讓家長們能夠稍微喘息，也能訓練孩子逐漸適應父母不在身旁的日子，更進一步解決了社會上許多長照的問題。

成立初衷，不忘本心

很多人經常會問：「自閉症的孩子以後能做什麼工作？」

目前協會所收的孩子，多半都是情況較嚴重的，普遍具有情緒障礙、溝通上的困難、固著性、不耐熱的特性，所以他們僅能做一些單一、簡單、重複性高的工作，比方說搬米、貼標籤紙、按按鍵之類的工作任務。

但即使是學習速度慢，時間一久，逐漸習慣團體生活的孩子們，受到同儕團體的影響和改變，他的被照顧能力也能漸漸提升，甚至也會開始試著表達自己的感受。因此一段時間之後，也要讓大家輪流交換工作內容，否則容易勞逸不均，有些孩子也會計較。等到有一天這些孩子真的可以靠自己自立，我相信能夠解決社會很多長照問題。

多年前，兒心科黃雅芬醫師和幾位臨床心理、語言治療師團隊到臺東時，曾經輔導過一個大孩子。那個孩子是已經成年的輕度自閉症患者，也是一個亞斯伯格的個案。他已經進入社會工作了，在一所學校中擔任行政的職務，他能夠自己搭火車、四處騎自行車旅行，不過因為父母親擔心的緣故，無法完全放手讓他自立。

和同事的相處上，也常因為他講話過於「直白」，不懂得委婉與修飾，容易得罪人，引起同事反感；而他也因為個性固著，缺乏彈性，在和父母親溝通時，難免也會有一些衝突。

不過這個案例對於醫療團隊來說，其實是個很大的鼓舞。因為只要建議父母多多協助他在工作方面的溝通技巧，其實他和我們一般人並沒有什麼太大的差異。

正如先前所說的，高功能的星兒由於社會化較成功，可以「偽裝」成正常人融入社會，進入一般公司裡工作。但這畢竟只是極為少數的案例，絕大多數在人際互動關係上，仍然存在某種程度的問題。如果願意公開自己本身的狀況，也許公司和同事願意包容，但更多的可能性，最終應該還是會因為種種不便和適應問題而離職。以我們現今的社會來說，大家對於星兒的包容度和了解，還有很大的成長與改善空間。

記得我第一次籌組創辦協會時，第二年認識了一位已成年孩子的家長。當時臺東心智障礙家長團體的家長們都笑稱，我所創辦的協會是小孩子的協會，惟有這位家長願意與我們接觸，並常與我深談。

在他身上我學到很多很多，他當時說了這麼一段話：「當社工來家訪或者我們去參加一些活動，在當下心中好像產生了一些希望，但幾次之後麻痺了，問題還是無法解決，該面對的問題和困難，家長還是要獨自面對，就連想和太太去高雄六合夜市吃個小吃再回臺東的小小願望都難如登天。」

當時所創辦的協會是以早療及家長的課程為主，我根本無法真正了解這位家長話中的含意。直到我因肺腺癌開刀，住在加護病房的那晚，也是離死亡最近的距離，接著我看到病房裡有人過世，那時候，我整個人突然「清醒」了。

我完全了解了這位家長所說的，早療只是一個起手式而已，往後的路確實還很長。我應該要走的路不是只有早療課程，不是只有家長的紓壓課程而已，我更應該要做的是**關懷整個自閉症的家庭**，並且**徹底解決孩子未來的問題**，而不是讓家長在同溫層內互相取暖，更不是以家長為主要成員，一定要有專業化的制度及企業化的管理才能永續經營，也因此誕生了「臺灣自閉兒家庭關懷協會」。

只有跳脫家長的角色，走的路才會寬廣；把公益當成生意來做，這份志業才會長遠。我從一個單純的公務員變成了一個「生意人」。

而協會優先收的個案，以偏鄉及經濟弱勢家庭的心智障礙孩子為主，這是我的初衷，也是我必須要堅持的初衷，因為救一個孩子就等於救了一個家庭。

匯集小愛成大愛

五年多前，我罹患了肺腺癌，卻因此而結交了很多同是肺癌的癌友及家屬，為了讓大家能夠快速分享醫療資訊及治療經驗，我在Line上面成立了一個「非愛不可」的群組，我們群組裡有來自各行各業的精英，總共約有兩百多人。當時心想，肺癌跟非愛的發音很像，但是罹患肺癌是萬萬不可，所以「非愛不可」的名稱就是由此衍生而來的。

成立自閉兒家庭關懷協會時，也因為有這群癌友的熱心幫忙，有的人出錢出力，有的人則是提供各種建議，要我們找專業又無私的人來做理監事，雖然他們多數人都去當神仙了，但是他們把愛心遺留在協會的孩子身上。為了紀念幫助過我們的癌友，加上這群弱勢的孩子又需要大家的關愛，希望能夠匯集萬千大眾的小愛成大愛，所以就取名為「非愛不可星兒手作工坊」，這就是非愛不可背後的感人故事。

我們屬於新近創設的小作所，目前收案共有十二位，男性一位、女性十一位，平均年齡二十二歲，預計今年個案總數達十五位。個案家庭情況分別有：隔代教養者一位（父母親失聯）、單親者五位（其中兩位個案的母親為陸配及越配、父親為植物人者一位）、低收及中低收與經濟邊緣戶總計九位，居住真正偏鄉者，非臺東市區及鄉鎮中心者兩位**（因為有三位個案為兩種以上情況，所以會產生各類個案人數與個案總人數不符的情形）**。其中重度障礙者四位、中度障礙者五位、輕度障礙者三位。

本會工作人員共有政府補助人事費聘任社工一位、教保員兩位，本會自籌經費聘用行政人員兩位。自籌兩位主要工作為會計、出納、進出貨管理、行銷通路開拓，以及一般文書行政業務……

希望能藉由小作坊的運作，盡快建立一個讓孩子們完全自給自足的共伴家園。在我有生之年能夠達成一定的銷售量及穩定的通路，足以讓孩子們的共同事業能夠保持良好的盈餘，並能做好傳承，使後繼者能堅持初衷，扶持照顧這群孩子們。

共伴家園的概念是讓孩子們一同作業，互相陪伴，建立起後天手足的發展模式。日間在小作所工作，夜間返回社區家園居住，讓孩子及早適應父母親離世後的日子。初步估計預算為購地一千五百萬元，三棟位於市區外的夜間社區居住建築、協會及小作所建築一棟（市區或市郊），建築工程經費三千五百萬元，總工程經費約五千萬元。

雖然是天文數字，但這條路是必走之路。因為從個案狀況來看，又有誰願意幫助他們呢？這些才是真正弱勢中的弱勢，每一包產品都包著他們未來的希望，只希望社會大眾盡量幫我們推廣，購買我們的產品，讓這共伴家園的希望工程得以實現。

最近和幾位老師聊天，杜娟菁老師非常認同這樣的觀念，她表示，自立是成就感的來源，有限度的協助，可以讓星兒們覺得自己是有用的。黃自強老師也相當肯定：「共伴家園是可行的，因為這是一個經濟體，有營利模式，而作息本位和生活本位的做法，讓大孩子們既可以獨立生活，另一方面也可以過著團體生活。再搭配社工和教保員或就服員的協助，可安排職能治療，幫助他們社區化和生活化，讓重症者有一天也能夠負擔自己的生活。」

循序漸進協助孩子自立

最近偶然得知，有幾位孩子因為家長真的沒有體力再將孩子帶在身旁，不得已只好四處找地方安置。然而這些家庭的經濟情況都不是屬於小康以上，也只能勉強擠出錢來忍痛地將孩子送去機構。

結果進到機構的孩子，第一週因為突然的環境轉換無法適應，情緒行為更加嚴重，尖叫、暴衝、自殘，甚至不言不語、不吃不喝等嚴重情緒行為都一一出現，聽了這些故事，真的讓人十分揪心，心裡好痛好痛。

我們不妨想一想，把孩子安置到一個完全陌生的環境，對孩子而言，好像是家沒了，一下子舉目無親。不論孩子的實際年齡多大，畢竟心智上還是孩子，平時習慣了父母在身旁陪伴，突然間一下子沒了，他能夠適應嗎？如果我們是他的話，會有什麼樣的想法呢？被拋棄了？家人不要我了？

但是父母老了，真的是禁不起孩子這樣折磨，照顧孩子一輩子，體力也無法負荷了，還造成一身是病。可是現實就是這麼殘酷，留在身旁還是送去機構？哪一邊才是對的呢？我望天問自己，但是我真的找不到答案……

眼下我只能努力地試著把共伴家園建立起來，讓孩子循序漸進接受我們的離世。從小作所開始，讓這群孩子一起相處，互相磨合與了解，這些孩子因日間長期相處自會有相處之道，從兩年半的實務經驗看來，也確實是如此，這就是「後天手足」的概念，唯有後天手足才能共伴一生。

經過這樣的時程，將來家園完成後，就能進入夜間的家園內，強迫他們知道自己已經長大了，漸漸適應離家的日子。我們不也是這樣離家長大的嗎？週一至週四在共伴家園內，週五晚回到父母身邊，未來在面對我們家長的離世，對他們的衝擊不會太大，因為還有一群後天手足相伴。

為了這群孩子的未來，我需要更努力規畫及推廣我們的產品，讓孩子們的願望能早日實現。

除了星願米，我們還有好吃的果乾，每天都有事情可做真的很有成就感。原本削鳳梨都是老師親力親為，後來老師一點一滴的教，現在終於能讓幾位孩子自己削鳳梨了，看到此情景感動到不行，孩子們真的愈來愈棒了。

這是臺東鹿野鄉栽種出來的鳳梨，滋味是如此甘甜美麗，顆顆水分甜度飽滿，只可惜這麼美味的鳳梨卻無法久放，這是老天賜給臺東自閉兒與身心障礙兒的好物，我們拿來低溫烘焙後成為風味絕佳的鳳梨果乾，經過四十八小時低溫烘焙後呈現出猶如片片花朵般的果乾，我們取名為鳳梨花。

如此的天然味道，完全沒有添加任何人工化合物，為了保鮮，烘焙出來後沒有添加防腐劑的鳳梨花立刻送入零下十度的冷凍櫃內保存。在消費者下單後，取出退冰包裝，配送到客人手上。

有時候，看到孩子們一絲不苟地裝米、秤米，專注認真的神情只是為了黏貼好包裝上的貼紙，真的為他們的進步和成長感到無比的驕傲。和這些孩子相處久了，一切作為就是如此的單純，更沒有任何目的性。

以前一直認為錢對我很重要，但當我罹癌後與這群孩子相處，我才知道最重要的是錢要用在這群孩子身上。祈禱老天憐憫讓我在有生之年中能籌到足夠的款項，完成非愛不可共伴家園，讓我能夠多照顧幾個孩子，以減輕他們家庭的負擔。

深入偏鄉，重中之重

小作所的一位女孩琪琪，屬於重度多重障礙的腦痲和視障孩子，家住臺二十三線旁的縣道，也就是沿著花東海岸公路臺十一線轉入臺二十三線，再轉不知幾號的縣道，位於花東海岸山脈中的一個小小部落。

我之前在泰源地區服務二十年了，從未去過她家那一帶，那裡真的只能用「有夠遠、有夠偏僻」來形容，彎彎曲曲的山路真的不是一般人能想像得到的。

每週五她與妹妹（也是個重度多重障礙的孩子，同時患有聽障和腦麻），先從臺東搭公車到東河鄉，然後再轉車進入臺二十三線的泰源，接著再轉車到山裡面的終點站，還要再走一段路才能到琪琪的家，每次她們都要花兩個半小時的車程才能回到家。

我問她：「為何不一個月再回去一次就好了？」

她跟我說：「家裡只剩下媽媽而已。」

聽她這樣形容她家的環境，我心中更是有千萬個不捨，因此在某個週五決定載她們姊妹與社工，以及教保組長一同前往琪琪家中拜訪。

週五下午跟琪琪說：「我載妳們姐妹回家，順便看看你媽媽。」琪琪一臉不敢置信的樣子，興奮、雀躍的一直追問淑惠老師：「孫爸說的是真的嗎？」可以看得出來，當孩子覺得自己受到重視時的那種喜悅。我心裡想：或許是因為她住的地方和成長的環境，使她感覺不到自己的存在感及受重視吧！

上了車，去妹妹的學校接妹妹上車，在我熟悉的道路上跑著。這條路我已經跑了二十多年了，當車子轉進縣道，我無心欣賞窗外的美景，只能用人煙稀少來形容，不是小小條的山路就是狹橋，路旁還有尼伯特風災土石流的大石頭……

在泰源服務整整二十年，第一次跑到這麼深山的地方，車子越開心情越沉重，一對姐妹花就住在這麼偏遠的地方，不捨的心酸不斷湧上來，一直想著如何來克服這種逆境。這山路有時只有一臺車可以過去的寬度，沿著南溪一直往深山進去，終於這對姐妹花開口說：「孫爸，到了！」

她家是在一座寺廟旁邊，爸爸原本是這座寺廟的廟公，當時她父親就在旁邊搭了一間鐵皮屋，只有兩間房間，一家四口就住在裡面。後來因病過世，廟宇的管理委員會無償提供土地給她們使用。

她的母親知道我們要來，看到我們下車，早就把茶泡好了，迎接我們的到來。

雖然她們是低收入戶，但是媽媽的觀念卻是非常正確。琪琪的母親跟我說，你們真的不簡單，願意跑到山裡面看我們，她說當初琪琪學校畢業一直在找地方去，我不願意讓她留在山裡面，在山裡面情況會更糟，要接觸社會大眾才是正確的，但試了幾個地方都無法進去，真謝謝你們的小作所，我的孩子才能有地方去。

我告訴她，孩子在外面租房子，一個月房租就要六千塊了，中餐有我們提供沒關係，但早晚餐又要額外花錢，對你們而言算是不小的負擔。琪琪的媽媽表示：「沒關係啦！反正我自己在山上不花什麼錢，孩子要去接觸外面的世界才是重要的。」

我聽了好敬佩這位單親的媽媽，我看到很多身心障礙的大孩子，父母為了那一點補助款而將孩子放在身邊，孩子不斷的退化真的很可惜。

琪琪的媽媽一直要我們留下來吃晚飯再走，我實在不忍拒絕她的好意，但若吃了這餐飯，是不是又造成她們的麻煩與負擔？再者，天色逐漸黯淡，這種山路怎麼開出去啊？

臨別時，她母親特別提了四罐自己做的筍乾送我們，這是全天下最美味的山珍。

回程中我小心翼翼的開著車，眼眶泛淚，腦海中浮現姐妹花的爽朗笑聲與高興的表情，想到她們沿途興奮的介紹，是真的很高興我們能去她們家做客。

也因此，我下定決心在未來的十年內，將盡一切力量努力改善孩子們的生活，並且讓他們有個可以安身立命的所在。我預計前五年先建立孩子們共同事業的生產中心，後五年再建立他們夜間住居的地方。

活生生的故事就發生在我的眼前，因此偏鄉服務的目標將來會是我的重中之重。

孩子們，請再給孫爸一點時間準備，因為這案子光是購買土地，若沒有準備好自籌款一千五百萬，也至少要有一千二百萬。但即使如此，也很難做起來，沒錯，這的確是一個難度很高的挑戰和任務，但是看到這些孩子們時，您覺得我還能等嗎？

9

為夢想努力

協會附設的「非愛不可星兒手作工坊」成立迄兩年多，主要是銷售分裝池上一等米和臺東地區的農產品，藉此籌措協會營運的經費及照顧孩子們所需的基金。除了星願米之外，還有糙米、香米、黑糯米、紅藜等多種穀類，和鳳梨果乾、愛文芒果乾、情人果乾、紅心芭樂果乾，以及茶葉、香菇等農產品。

非愛不可希望工程未來希望以十年的時間，先後成立「非愛不可夢工坊」和「共伴家園」，讓這些後天手足們能在父母離開後，能夠互相扶持，在這裡一起工作與生活，彼此相伴一生。

非愛不可希望工程

協會附設的身心障礙者日間社區服務「非愛不可星兒手作工坊」，自一〇六年四月一日成立迄今，已經兩年多了。主要是以分裝池上一等米及分裝臺東地區農產品販售，藉此做為協會營運經費及照顧孩子們所需的基金，更希望將來能存足經費，購地自建小作所及社區居住，減少租金開銷及續租的不確定性。

我一直在想，我們一包米賺二十元，若全臺有二百萬戶人家在煮飯，只要百分之一的煮飯戶數每個月買一包米就好，這樣我們就能很快的募集到希望工程的款項了。但天下事往往都是事與願違，一直無法達到我們的目標，但我依舊不放棄，會繼續努力向前邁進。

探討原因可能是我們知名度與能見度不高而受到了侷限，但是我們米的品質是超越池上一等米。當初碾米廠特別引薦池上小農給我們，因為碾米廠的老闆知道這些米是攸關臺東一群心智障礙孩子的未來，所以碾米廠以最高規格來精挑細選，每一百公斤的池上稻穀碾出不到六十公斤的星願米，所以幾乎吃過我們星願米的朋友都會再繼續續訂。

不知道是什麼原因，在一〇六年七月下旬我們的訂單突然增多，當時我們好高興也好忙碌。過沒多久，有一位花蓮的家長問我訂單是不是突然變很多，我驚訝的問他怎麼知道的，他告訴我因為神老師把我們的故事寫在粉絲頁上，此時我終於恍然大悟，原來是神老師的因素。但誰是神老師啊？我在家長的指引下才找到神老師神媽咪的粉絲頁，原來有天中午出現在小作所的參觀者就是神老師，連我的便當被孩子吃了她也寫在上面。

後來我開始變成神老師的鐵粉，發覺她是如此有愛，而且非常有耐心及細心去教育她的學生，真的很不簡單，難得有這麼一位好老師。

星願米經過神老師的分享後銷售有所起色，一〇七年六月報導者在網路上播出影像專題報導「我們仨——阿策與阿湛」，一〇七年十二月民視異言堂製作了「與星兒的約定」上、下兩集的專題報導後星願米銷售較為穩定。

一〇八年五月，經各方善心好友們的集資捐助下，我們更新設備改為自動化包裝，提升包裝品質讓產品更具有市場競爭力，擺脫愛心商品的形象而是孩子們的自有品牌。

我們最近也將申請勸募字號，準備開始進行第一階段的募款，希望各位好朋友能繼續幫我們推廣與分享這美麗而又好吃的星願米！

我將共伴家園訂名為「**非愛不可希望工程**」，這個工程涵蓋兩個部分，第一部分為建立**「非愛不可夢工坊」**，將夢工坊定位成生產中心，在生產中心內讓孩子互相陪伴，相處磨合，進一步發展為後天手足。而且生產中心也是孩子們的共同事業，這個生產中心必須要有寬廣的空間，能包括生產、倉儲、辦公室、餐廳等各項設施，孩子們必須在生產中心磨合五年後才能進入下個階段。

而這生產中心需要五年的時間來籌設，這就是第一個五年的概念。

放眼當下，大部分小作所所使用的不動產好像都是用租的，但這真的能夠徹底解決問題嗎？萬一房東不續租了怎麼辦呢？我們時常將永續經營掛在嘴邊，但是連一個屬於協會的小作所不動產都沒有，如何來談論永續呢？

「築夢踏實，踏實築夢」，這再也不是一個畫大餅、呼口號的虛幻了，已經是現在進行式了，我們必須要看到希望的曙光，而這也是孩子們與每個家庭所殷殷期盼的願景，也正是「非愛不可希望工程」必須要做到的，要確實實現的理想。

星兒家庭的最大隱憂

多年前，我就曾經聽過一位喜憨兒的父親跟孩子的姐姐說：「將來爸媽走了，弟弟就是你的責任了。」他的孩子已經十七歲了，生活自理能力卻很差。我聽到時，只覺得那位姐姐好悲慘，難道這就是當星兒或喜憨兒手足的宿命嗎？

這對星兒的手足而言，何嘗是件公平的事呢？如果孩子的手足長大了，有了論及婚嫁的另一半，該不該向對方坦然這件事？對方會因此而退卻嗎？還是為了成就自己的幸福，選擇隱瞞實情，把生病的手足送到療養機構安置，然後一輩子抱著愧疚與心結，最後所有人都過得不幸福？

在此分享我親身經歷，如果我在二十歲時就雙眼失明，身為手足的弟弟該怎麼辦？背著我過一生嗎？誰又願意將女兒嫁給弟弟呢？

當我有這兩個孩子後，我就很清楚知道，他們不能夠去參加我兄弟姊妹小孩的婚禮。

道理很簡單，如果他們去參加了，親家會如何看待？會不會認為有基因上的問題？我們自己都要很清楚，而且必須要堅強勇敢的去面對這些問題，因為當對方看到你的孩子就很容易節外生枝，並且造成大家情感上的傷害。

這些年來我發現，大多星兒的父母親皆有此想法，而這想法也道盡了星爸星媽的無奈與心酸。這也不能責怪他們，因為至今仍然沒有一個可以放心安置星兒的機構存在，星兒的父母親真的很無力。

於是我一直在思考這個問題，也到處去請教了許多服務自閉症的專家與團體，得到的答案幾乎都是：成立安置機構工程浩大，必須要有相當周詳的計畫，照護人力一定要足夠……現實環境仍然存在著種種問題難以克服。

所以不難理解，幾乎所有的自閉症服務團體，都只能做到開設療育課程、社交課程、藝術治療，打打太鼓或繪畫課程，再不然就是體適能方面的課程，還有一些所謂的家庭支持或家長照護者支持，以及日間服務，例如小作所或日照中心。

但這些真的就可以徹底解決星兒的問題了嗎？或許在上課當下覺得很棒、很療癒、很有收穫，但是當這些所謂的支持課程結束後，真正能給家庭多少支持呢？星爸星媽還是要自己去面對孩子，以及面對往後種種的問題，真的能夠給什麼樣實質上的支持呢？

看一看有哪一個成年星兒的父母能夠笑口常開的？幾乎都是眉頭深鎖，因為他們擔心時間一天天過去，孩子該何去何從？

孩子還小的家長，可能不會去重視這一塊的問題，因為還要很久以後才會碰到，他們也一定滿懷希望，認為將來孩子的情況會跟正常孩子一樣。但那些成年的星兒們，哪一個不是從小就跑好幾家醫院的兒心科、復健科，積極努力的進行早療呢？

我不是失敗主義者，也並非要推翻早療的效果。相反的，年紀小的孩子我非常鼓勵積極的進行各項療育課程，因為他們要具備將來做一個被照顧者的基本能力。我的兩個孩子也曾經積極進行各項療育課程，我當時也曾想過，說不定將來可以獨立生活，融入社會，雖然成功沒幾人，但總是有希望的。

從孩子確診為自閉症之後，我除了積極的帶孩子進行各項療育課程外，就一直思考：當我離開時他們怎麼辦？我也一直在請教前輩，請教政府部門，曾經也有許多家長跟我一起規畫未來，然而還有很多因素影響，最後就剩下我自己和一位家長拚搏，因為我們認為太多的理由都不是理由，只有往前衝才會有成功的機率。

或許這就是最大障礙，沒人願意完全放手下去拚搏，不過也給了我很大的啟示，畢竟這是一項不容易的浩大工程，但我可以自己去鑽研法令，不懂就去問，因為我知道惟有創造永久傳承下去的共伴家園才是根本解決之道。

迪士尼圓夢之旅

二〇六年十一月的時候，臺東縣政府舉辦了一個國際身障日的義賣。在那場義賣中，孩子們接觸到許多迪士尼卡通的玩偶，像是米奇、米妮等，雖說他們在一般人眼中都已經是大人，但是所有的星兒們畢竟都只是孩子，每個人看到這些玩偶，都非常開心的抱著玩。

後來有一天，孩子們上繪畫課的時候，老師突然傳了一張照片給我，孩子們寫下了「我想去東京迪士尼玩」的想法，等於是他們的一個心願。

我看到的當下就一直在想：「我是不是該幫他們圓這個夢想？也許他們一輩子很可能就只有這一次出國的機會。」因為在我們協會裡的這些孩子，都是一些來自於偏鄉、單親、低收、身心障礙的孩子，有誰會願意帶他們出國去玩呢？

當我把這個訊息在網路上公開之後，很多人表示要捐款給孩子，讓他們也能夠和一般的孩子一樣出國玩。但是我都拒絕了，因為我們決定所有的經費要靠自己一點一滴慢慢的賺。

不過我們仍然有幾個最大的顧慮，首先是經費問題，其次是家長能否放心讓孩子在沒有家人陪同的情況下出遠門。還有孩子出門在外，會不會不受控制，發生什麼意外狀況？而我們的教保員和志工們是否有足夠的能力去解決這些問題？最後同時也是最重要的，就是社會大眾的觀感問題。因為很多人都認為，我們是不是給孩子太大的夢想，會不會太過於寵這些孩子了？

事實上，我們並沒有使用社會大眾捐給我們的公益財。當我們決定要靠自己賺取去迪士尼的旅費之後，所有的旅費都是孩子們用自己的雙手和勞力，一點點慢慢累積而來的，我們努力的推銷星願米和果乾，孩子們認真的一包一包盡力裝著，足足存了半年多之久，才達到他們夢寐以求的目標。

後來，有網友把孩子們的心願和想法貼在一個日本交流網站上，新日本旅行社山田社長和他的祕書由石子小姐看到了，決定先來臺灣看看我們協會的孩子們，同時也致贈了孩子每個人兩千日幣做為去日本旅遊的零用錢，並且以極優惠的超低團費價格，贊助我們的日本五天四夜之行，幫助星兒們圓夢。

這次行程，受到許多人的大力幫忙，包括臺東縣政府協助配合孩子們拍照，辦理護照，還有從網路上看到我們的號召訊息，曾經在日本留學，前來協助的張亞員護理師，以及臺東大學幼教系黃愫芬教授、協會的志工、教保員和老師們，千里迢迢的一路幫我們帶著孩子從臺東搭火車到臺北，然後搭機前往日本，再從日本輾轉到東京迪士尼。

從第一天開始，孩子面對環境的轉變就產生了情緒上的強烈不安而尖叫，但是在老師們的安撫帶領下，孩子們也願意學習，願意忍耐，更讓大家見識到了孩子願意嘗試的可能性。

最讓我感動的是，最後一天在新日本旅行社安排的歡送會上，我看到孩子們眼神和表情產生極大的改變，他們的眼神是閃閃發亮，笑容是打從內心發出的，孩子會笑、會叫、會跳，在場的每個人都感動到哭成一團，抱在一起，我覺得一切的辛苦都值得了。受到這趟日本行的啟發，我看到了孩子們朝夕相處的情形，更加肯定共伴家園的可能性。

後天手足共伴一生

我一直在思考及尋求共伴家園的方向與目的，因為我們時常聽到的是雙老家園及社會公共住宅，很多社福團體大部分也是規畫父母與孩子一起同住，陪伴到老，或者是大家住在一起的公共住宅。

但是最終我們還是會離開孩子的，大家互相照顧是一個理想的願景，但是當大家都老到一定程度時，如何互相照顧呢？這些真的要細細思量，政府會免費提供住宅嗎？

我個人認為孩子必須提前適應父母不在了的日子。

如果我們一直陪在孩子身邊，即使孩子白天在小作所或是日照中心，而晚上回來跟父母同住，當我們離開人世間時，孩子很可能承受不住這樣的衝擊，而他接下來的日子，很可能就是住進機構也就是療養院，運氣好的就被收容，運氣不好的，就是慢性病房或是流落街頭。

我們走了以後的這種衝擊，對孩子而言是「不可承受之重」，對其精神方面更是難以意料的狀況。

為了降低這種衝擊，是不是就要讓他們從小作所或日照中心就生活在一起，然後再安排社區居住，讓他們這群孩子日夜都在一起生活，從一週幾天開始適應，慢慢的將時間拉長，漸漸的就形成一個大家庭，互為後天手足。如此才是共伴家園的宗旨，因為父母絕對無法與孩子共伴一生，深入思考一下，這也是孩子的社會化。

各社福團體不要想要有很多會員，不要想服務很多個案，應該想的是服務的品質，服務有無精準的投入需求。而且各社福團體間更不應相互排斥，應該是越多團體越好，服務量不要太大，才能提供高品質的硬體環境與人性化的照顧。

家長首先要做到，就是把別人家的星兒也能當成是我家的孩子，如果未來共伴家園成立之後，若有家長是自私的，那就只能很抱歉了，我只能讓無私的家長加入。這些問題值得大家思考，以上只是我個人的看法與想法，我只知道我在與時間賽跑，由不得我再猶豫下去了，只有努力去做，往前走才會有希望。

以上是我個人的看法，也是目前我們正在努力進行的方向，共伴家園的確是必須要努力完成的工作與志業。

10

明天

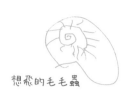

星兒的明天在哪裡

明天阿策就上國一了，正式步入青少年階段。每一個明天對我們這群家長而言，就是一種沉重又無形的壓力，因為孩子漸漸大了，表示我們也漸漸老了。

先前「民視異言堂」的單元《與星兒的約定》*拍攝時，記者特地到協會孩子的家裡，問了世明的爸爸：「關於日後，你有什麼打算或規畫？」

世明爸爸無奈的說：「我很煩惱，非常煩惱，如果我回去了，世明的哥哥要怎麼辦？照顧世明要怎麼工作，怎麼成家？現在我們只能過一天算一天，不然又能怎麼辦呢？」

在一旁的我鼻子好酸好酸，眼淚又不爭氣的掉下來了。

接觸全臺這麼多家庭，又有幾個家長是能真正開心的笑呢？大家幾乎都是不敢去想未來的問題，即使想了，也是沒有答案……

大部分的家長都是想找個全日型機構來安置，但是能有幾個機構可以接納他們呢？

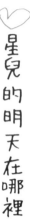

進了機構後舉目無親，難以調適，對孩子而言更是重重的打擊，難道他們就這樣終其一生嗎？

有的父母則是計畫將這些星兒的未來，交付給孩子的手足，其實深入想一想，這樣做公平嗎？

因為一個這樣的孩子，而拖累另一個孩子的未來，這手足心中會不會有恨呢？他（她）們又何其無辜呢？

就像我常說的，我們老了、病了以後，這些孩子們的明天在哪裡？沒有我們的日子，他們的明天又在哪裡呢？

我不知道，我真的不知道。明天就應該是這麼沉重嗎？

但我知道，明天必須繼續賣星願米、賣果乾、賣土鳳梨酥、賣蛋黃酥……唯有這樣，才能開創他們共同的事業，而這個事業才是真正百分之百的社會企業，所有的盈餘全部用在孩子的身上。

面對明天，我將秉持著勇敢與樂觀的態度去迎接每一項挑戰，絕不可以放鬆或怠惰，因為現在的努力就是為了成就這群孩子的明天。

說實話，問我這群孩子們的明天在哪裡？我真的不知道，但我知道面對明天我將全力以赴，「非愛不可孩子希望工程」第一步「籌募自閉兒希望工程生產中心之購地計畫」勸募活動，預計籌募新台幣一千五百萬元，業經衛福部一〇八年十一月二十二日衛部救字第1081370107號函文核准，勸募期間為一〇八年十一月二十二日起至一〇九年十月三十一日止。這絕對是和時間賽跑的一場比賽，懇請大家一起來成就這群孩子，他（她）們亟需要您的幫助，讓這群想飛的毛毛蟲能夠破繭而出，飛向繽紛的世界中。

除了募款之外，我們也將強力推動產品的銷售，我們的全球資訊網已於一〇七年九月架設完成，讓大家可以在「臺灣自閉兒家庭關懷協會」的官網上進行線上購物及捐款。

我也在思考，如果希望工程完成後，是不是政府就可以看到一個方向，能夠輔導有心要投入這項工作的團體，讓共伴家園這個模式得以遍地開花，去除家長心中不可承受之重。

在此特別說明一下共伴家園的雛型，非愛不可孩子希望工程：

前五年共同事業（小作所或庇護工廠）＋後五年社區居住（夜間）

＝共伴家園（十年計畫）

共伴家園是搭配政府的社會救助措施和共同事業的盈餘，以及孩子們的身心障礙生活津貼等一起運用，讓孩子們以這些收入做為基礎經費，再用這些經費去聘請社工、教保員、生輔員及廚工來照顧他們，使孩子們的衣食住行育樂各方面獲得良好服務，夜晚一人一室也讓他們保有個人的隱私權。

我想這才是能做到所謂的永續經營，當有一天我變成天上的星星時，我一定能夠在天上看到這群孩子所組成的後天手足，在共伴家園裡快樂的攜手一起走，那將是一件多麼美好的事情啊！

非愛不可希望工程就在明天，望您牽成。

＊《與星兒的約定》https://youtu.be/JOGXiGuj_vc

Y 角 度 0 2 4

想飛的毛毛蟲：

幸好我們是一家人

國家圖書館出版品預行編目（CIP）資料

想飛的毛毛蟲：幸好我們是一家人／孫中光著. -- 初版. -- 臺北市：健行文化, 2020.03
256面；14.8×21公分. --（Y角度；24）
ISBN 978-986-98541-4-6（平裝）
1. 自閉症 2. 親職教育 3. 通俗作品
415.988　　109000357

作　　者——孫中光
責任編輯——曾敏英
發 行 人——蔡澤蘋
出　　版——健行文化出版事業有限公司
臺北市105八德路3段12巷57弄40號
電話／02-25776564・傳真／02-25789205
郵政劃撥／0112295-1

九歌文學網　www.chiuko.com.tw

排　　版——綠貝殼資訊有限公司
印　　刷——晨捷印製股份有限公司
法律顧問——龍躍天律師・蕭雄淋律師・董安丹律師
發　　行——九歌出版社有限公司
臺北市105八德路3段12巷57弄40號
電話／02-25776564・傳真／02-25789205
初　　版——2020年3月
初版4印——2020年8月
定　　價——320元
書　　號——0201024
I S B N——978-986-98541-4-6